日本の腰痛

誤診確率80%

北原雅樹

横浜市立大学付属市民総合医療センター ペインクリニック 診療教授

集英社インターナショナル

日本の腰痛

誤診確率80%

まえがき　腰痛など慢性痛の「誤診」とは？

私は、横浜市立大学附属市民総合医療センター　ペインクリニックで診療教授を務める北原雅樹です。

専門は慢性の疼痛《とうつう》、それもなかなか治らない難治性の疼痛です。

ここで、私がこの本を書いた理由を少しご説明したいと思います。

慢性の疼痛には腰、肩、ひじ、ひざ……などの痛みが——ときには全身の痛みも——含まれます。

難治性の疼痛という言い方にはなじみがないかもしれません。

原因もよくわからず、こじれた痛みのことを指します。ですから、正確には私の専門は「こじれた、なかなか治らない痛み」と言ったほうがいいかもしれません。

私のところには痛みを訴えるいろいろな患者さんがいらっしゃいます。

患者さん一人ひとりに個性があるように、痛みも一人ひとり違っています。「腰が痛い」と同じ言葉をおっしゃっていても、「腰の痛み」はその人その人で違っています。原因も違えば――原因がわからないことも多いのですが――症状も、そして、患者さんが痛みをどう感じているかも違います。

患者さんが痛みをどう感じているのか？

ここが重要なポイントです。本のタイトルに「誤診確率80％」という言葉を加えた理由も、ここにあります。

患者さんが「腰が痛い」と訴えていても、腰が痛いとはかぎらないのです。診察した医師が「腰痛」だと診断したとしても、本当は腰に原因があるわけではなく、さまざまな原因から発した身体の不調を脳が腰の痛みだと勘違いしてしまうのです。

本のなかでお話ししますが、原因としては、生活習慣、家族関係、職場環境といった心理社会的なストレスなど、じつにさまざまです。
腰が原因で発しているわけではない腰痛に苦しめられているのです。

他の病院で「腰痛」と診断されて私のところに来られた患者さんの「腰の痛み」は腰以外に原因がある場合がほとんどです。

その経験から、タイトルには「誤診」、そして「80％」という言葉をつかいました。

「誤診」という言葉は医師にとってはとても厳しいものですが、一人ひとりの生活習慣やストレスという背景を診ることなく「誤診」を繰り返しているだけでは、腰痛は消えません。

患者さんの痛みは医師など医療関係者だけでは治すことはできません。患者さんと医療関係者がよく話し合う必要があります。

腰に痛みを感じているのだとして、腰だけを診る（見る）のでなく、患者さんの生活全般を一緒に見る、感じているストレスを一緒に考えてみる……ということが絶対に必要です。

「腰痛は腰の痛みである」「腰の痛みでしかない」という痛みへの意識を医療関係者も、そして患者さんも変える必要があります。

この思いから、『日本の腰痛 誤診確率80%』という本を書いた次第です。

今、お読みのかたは、痛みに関してすでに何か思うところがあるのではないでしょうか？　その思いにいい影響を与える本であれば幸いです。

本書は一般のかた向けに書いているため、簡略化している部分もあります。その点、医療関係のかたにはご容赦いただけますようお願いいたします。

日本の腰痛　誤診確率80%

目次

第四章 医師と患者のステキな関係……97

第五章

本当にイタい日本の痛み事情……129

装丁・本文デザイン
間野 成
イラスト
植田 工

第一章

痛いのはどこですか？

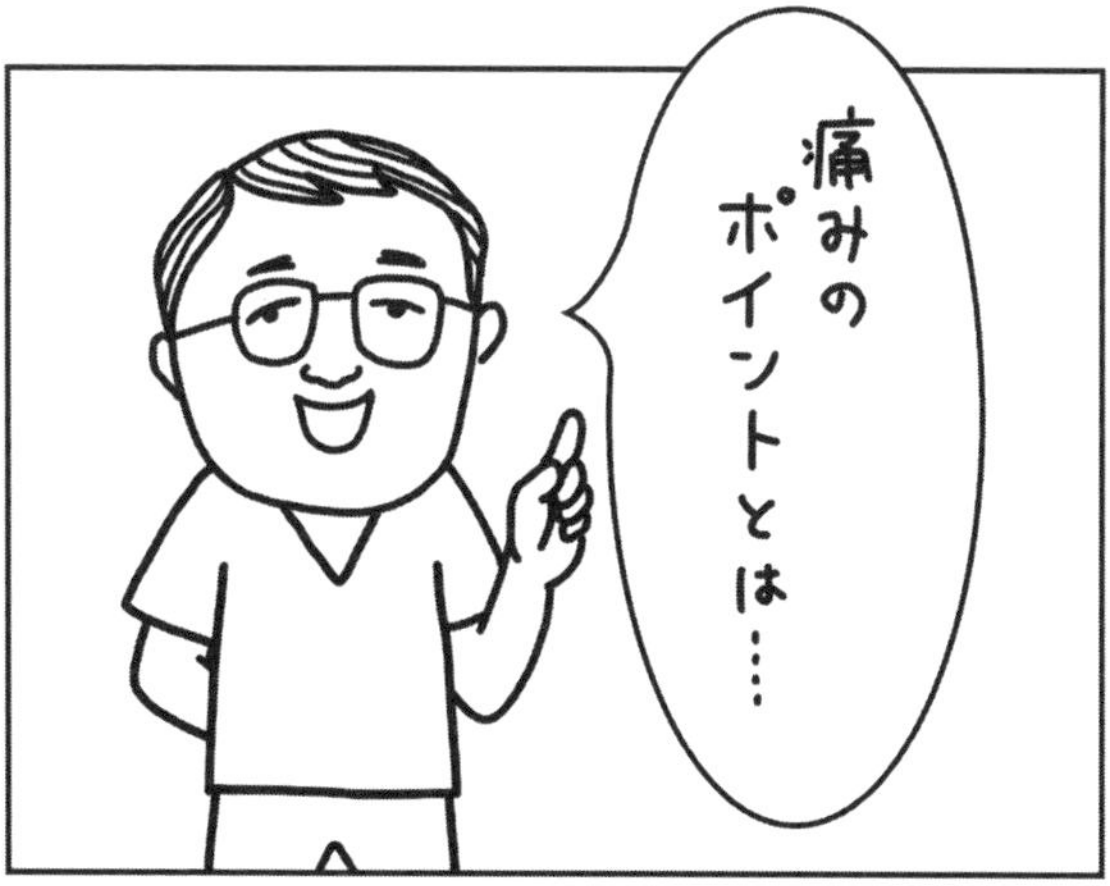

急性の痛みと慢性の痛み　急性の痛みは身体へのサイン

私の専門は**難治性の慢性痛**です。なかなかおらない常にある痛み、です。痛みには急性の痛みと慢性の痛みというものもあります。その違いをご説明しておきましょう。

急性の痛みは、ケガや病気で身体が傷ついたり腫れたりすることによって起こる痛みのことです。

「何かがおかしい」と身体に知らせてくれるサインだと思ってください。**身体にとって有用な警告システムです**。痛みが起こることで、身体に有害なことが起こらないように知らせるための痛みです。

傷や腫れが治るとともに痛みも消えていきます（深刻な病気や悪性の病変が潜んでいる可能性もあります。それを見逃さないことももちろん肝要です）。

慢性の痛みは原因がよくわからない痛みのこと

慢性の痛みとは、ずばり言うと**原因がわからない痛み**のことです。

ケガや病気がきっかけになって起こることもよくありますが、ケガや病気が治っても痛みは消えません。回復とは無縁なのです。

急性の痛みが身体にとって有用なサインであるのに対して、慢性の痛みは無益です。それどころか害をもたらすものです。

やっかいなのは、検査をしても身体に特におかしなところが見つからないことです。それでいて日常生活の妨げになります。

原因がわからない、と言いましたが、原因がじつに多様である、と言い換えることもできます。**日常生活における習慣や癖、さまざまなストレスが原因になる場合があります。**

さらにそれらが複雑にからみあっているのです。

この本では「原因がわからない痛み」である慢性の痛みについてお話ししていきたいと思います。

慢性痛はなぜ長引き、こじれるのか？

慢性痛の特徴として原因がわからない点とともに、こじれる、長引くという点も挙げることができるでしょう。

慢性痛はじつに複雑なのです。

医療関係者も患者さんも、「痛みには必ず原因がある」という思い込みをもっています。その原因がわかれば、治療法もわかり、治すことができるという思い込みです。

原因がはっきりしているのは急性痛の場合です。ケガや病気などはその最たるものです。

そして、人が感じる痛みのほとんどは急性痛ですから、慢性痛も含めた痛み全般に原因があると考えてしまうのです。

その背景には
「結果には必ず原因がある」

「出来事には因果関係がある」

のだと小さい頃から教わってきた学校教育、科学教育の問題点もあります。

肩こりはどこの痛みなのか?

肩こりはもともと日本にしかない痛みです。

痛みは国や地方、民族……など、それぞれの固有の文化がつくり出しているところがあります。さらに言うと、刺激に反応しやすい、しにくい(感じやすい、感じにくい)は、遺伝的な要因と文化的な要因の両方によって決まるところがあります。それは、マウスを使った実験でも実証されています。

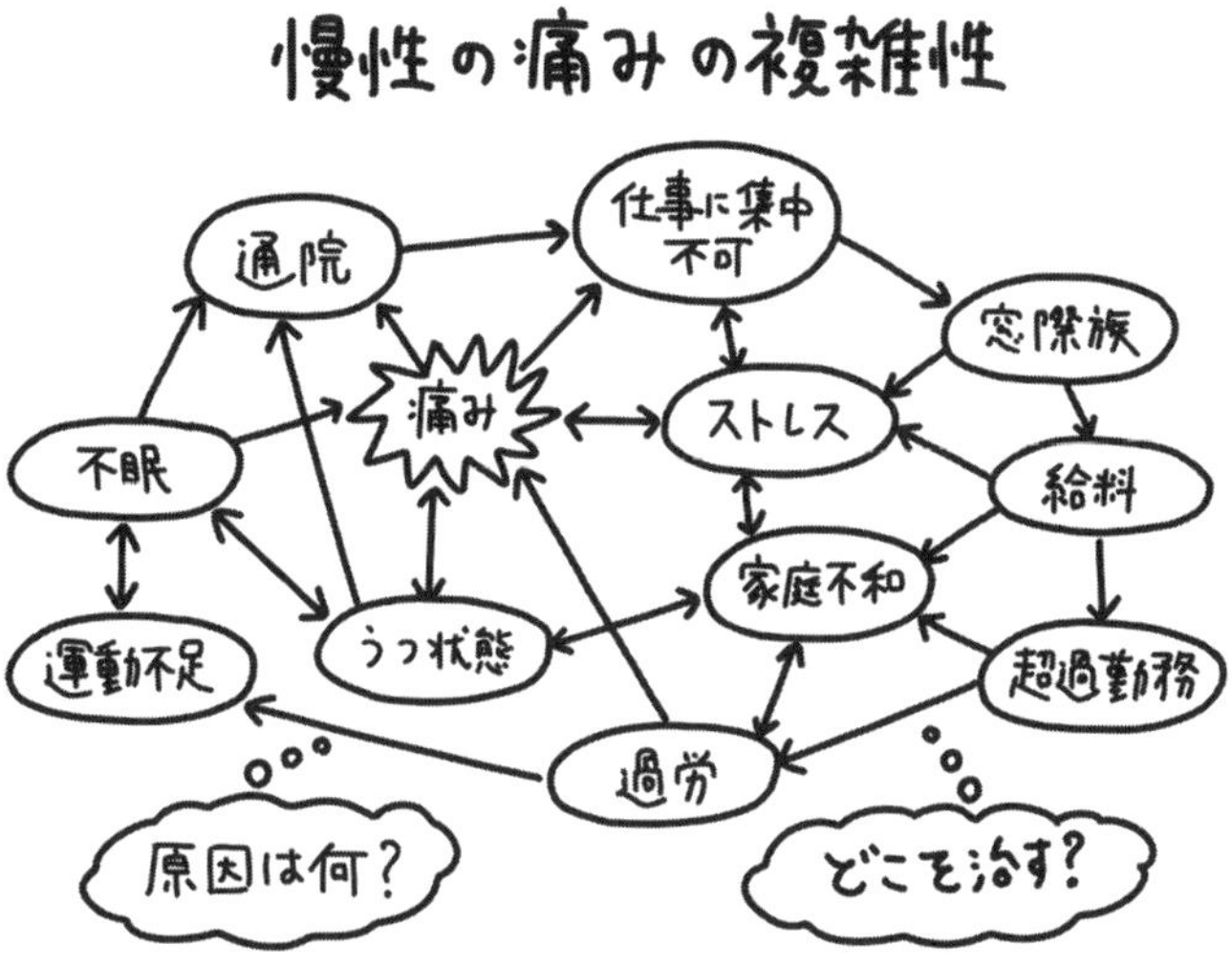

慢性の痛みは複雑です。原因が多様、しかも特定できない場合も多い→原因は何なのか? 痛いと感じている場所で痛みが発生しているとは限らない→どこを治療すればいいのか? 心理的、身体的、社会心理的な要因が複雑にからみあっています。それゆえにこじれるケースが多いのが慢性痛なのです。

文化が痛みをつくり出す例としては、肩こりが代表例だと思います。

肩こりは日本以外の国にはほぼありません。

肩の痛みが存在しないのではありません。日本語の肩と英語の shoulder では、意味する範囲が違っています。また、「こり」という概念も異なります。

shoulder stiffness（筋肉の硬直、痛くて動かない）
frozen stiffness（かちかちになっている）
肩こり
五十肩

などなど、いろいろな表現があります。

私の知るかぎり、タイやベトナムには肩こりという概念がありません。中国や韓国には、あるにはあるのですが、日本からの影響だと思われます。

最近、アメリカのドラマを見ていたら、肩こりが登場していました。これも日本からの影響かもしれません。

ある痛みを意味する言葉や概念がその人が生活している文化圏に存在していなければ、その痛みを感じることはないのです。表現することができませんから。同じ痛みであっても、表現が異なってきます。

日本では、「肩こり」という言葉があるせいで、肩のあたりの痛みに意識を集中させてしまうところがあります。

たとえばバルト三国では、鞭打ち症（頸椎捻挫）を意味する言葉や概念がありません。日本人からすればひどい鞭打ちの症状であっても、簡単に治ると思っているところがあります。これも文化の違いによるものです。

機械的な不調と機能的な不調

ほとんどの医療関係者にとって痛みは症状でしかなく、痛みを引き起こしている原因を考えようとはしません。

機能不全というとらえ方をしないのです。した経験がないと言ったほうがいいかもしれません。

コンピュータが不調になったときの原因として、ハードディスクの破損など機械的な不調とアプリケーションが作動しないという機能的な不調があると思います。

大きく分けると、前者の「機械（器質）的な不調」にあたるのが急性痛で、後者の「機能的な不調」にあたるのが慢性痛です。

これを脳に置き換えるとわかりやすいでしょう。慢性痛は脳の機能不全と深く関連しているからです。

脳梗塞《のうこうそく》や認知症といった脳そのものが不調になった場合は「機械的な不調」と考えます。

うつ状態などの脳の機能が不調になった場合は「機能的な不調」と考えます。

認知症など脳の「機械的な不調」から生じる慢性痛もあります。本のなかで説明していきます。

痛みはどこにあるのだろう?

たとえば肋骨《ろっこつ》を折ったスポーツ選手が試合に出場して、フルに活躍するという話をよく聞きます。

そして試合後に話を聞くと、「試合中、痛みを感じなかった」と必ず言います。

どうしてこのようなことが起きるのでしょうか?

いったい、痛みはどこにあるのだろう、と思いませんか?

医学的に言えば、痛みが伝わるのは脳の電気信号の働きによるものです。電気信号は体内の化学物質のやりとりによって伝わります。

私は、痛いところから脳に信号が伝わる間に、身体の他の場所から何かが影響を及ぼしているのではないかと考えています。そういうものがあってもおかしくないのではないかと思います。

肋骨を折ったスポーツ選手も試合中は興奮状態であることが痛みの伝達に影

響し、痛みを感じさせないのではないかとも考えられます。

痛みにこだわらない

私は、最初の診察では、患者さんに痛みに関する直接の質問をすることはありません。

「いちばん困っていることは何ですか？」

と聞くようにしています。

患者さんが医療関係者から受ける影響は非常に大きいものです。それは意識していいます。

「どこが痛いのですか？」

「どれぐらい痛みますか？」

と具体的に尋ねてしまうと、私が痛みがあることを認めることになってしまいかねません。

すると、患者さんの意識は痛みから逸《そ》れていくどころか、**痛みにますます集**

中してしまいます。

ですから、患者さんへの言葉には十分に注意をする必要があります。どれだけ注意しても、注意しすぎるということはありません。

実際、痛みではそれほど困っておらず、他のことで困っている場合があるのです。

二回目以降の診察では、

「買い物はどうされていますか？」

「体重はどうですか？」

という質問をしてみます。

ひざ痛の患者さんとはこういう会話をします。

「体重を減らしましょう」

「効くんですか？」

「楽になりたいんでしょう？」

体重を減らせば、ひざへの負担は減ります。ひざには体重の三〜一〇倍の負担がかかります。

さらに筋肉をつければ、痛みにも効果があるのですが、多くの患者さんがそのことを理解していません。

知識もない、筋肉もない状態なのです。

第二章

その痛み、勘違いです

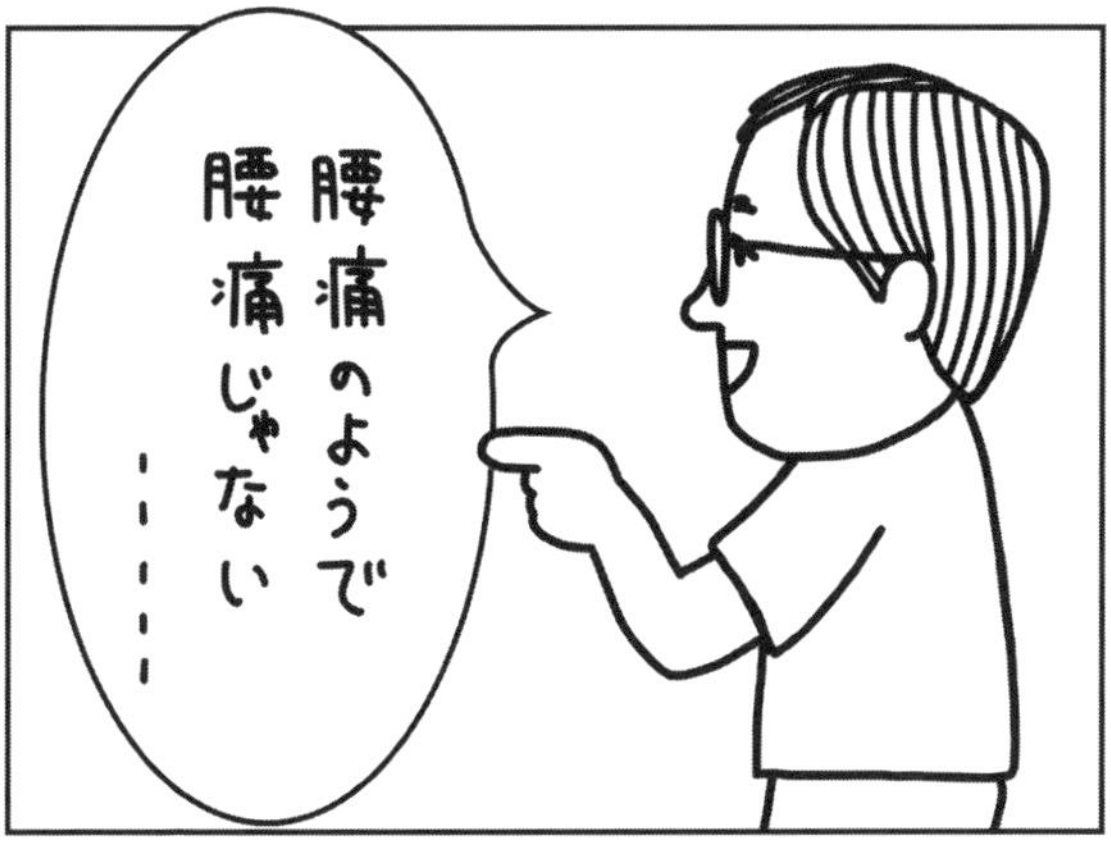

痛いと思っているところが本当に痛いのか？

患者さんにはそれぞれの痛みの訴え方のパターンがあります。

その一つが患者さんが痛いと思っているところと、痛みが発生しているところが違っているというものです。

腰やお尻のあたりが痛いと言っていた患者さんの例です。

いろいろ検査をしても筋肉や骨には原因が見つかりません。

そのうえ「コルセットをしていれば痛くない」と言うのです。

そこで私はこう尋ねました。

「痛み以外で、何か気になっていることはありませんか？」

「じつは家族関係が……」という答えが返ってきました。

「大きなストレスになっていますか？」

「はい、ストレスです」

さらには、自分でも家族関係の悩みが腰やお尻の痛みを増幅させていることに気づいているようでした。

娘さんが引きこもり（発達障害系）で一〇年以上も家庭内でバトルしているとのことでしたので、臨床心理士との話のなかで娘さんとの対話の仕方を自分なりに見直すようにしてもらいました。

あるとき、それまでの、

「あなたのせいで……」

「そんなこと言われても……」

という応酬ではなく、

「あなたのせいで……」と言われた時に
「そうね、私が十分に理解してあげられなかったのよね」

と返したそうです。

すると、娘さんは黙ってしまい、やがて、

「私も言いすぎた……」

とまるで、ドラマのような展開になったそうです。

それから関係が劇的に改善し、痛みの症状も軽くなりました。

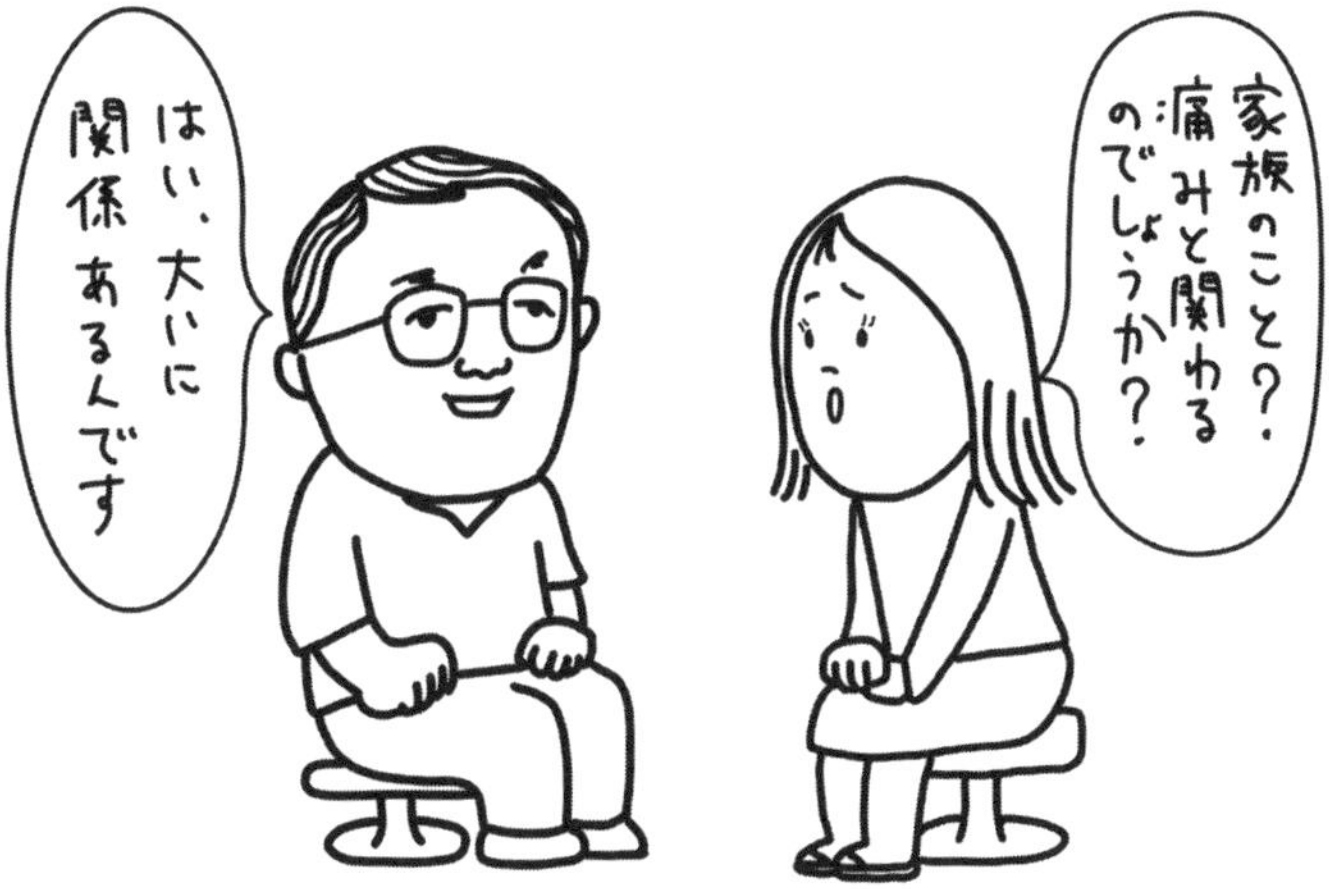
家族のこと？痛みと関わるのでしょうか？
はい、大いに関係あるんです

よくあるのが、患者さんが痛いと思っているところと、痛みが発生しているところが違っているケースです。約3年間、いくつもの病院で腰やお尻の痛みの治療を受けたがよくならなかった、というある患者さんは、痛みが家族関係のストレスから発生していました。

今は、今後どこでどのように治療を継続していくか（何しろ、テーマが痛みではなくなってしまったので……）が課題となっています。

この患者さんといろいろお話をするなかで、三年ぐらいいくつもの病院で痛みの治療を受けたけれど、よくならなかったということでした。

「あそこの病院いいよ」

「あそこの先生、すごいよ」

という噂を聞いて、いくつかの病院をまわったようです。

しかし、どんなにいい医師だったとしても行くだけでは治りません。患者さん自身が自分の生活のなかで痛みをどうとらえているか。それを医師に話すことができるかどうか。話を聞いて、生活パターンのなかで痛みをとらえてくれる医師であるかどうか。

自分で医師を見極めることも必要ですし、出会いという要素もあります。

痛みは脳で発生する

患者さんはどのように痛いと感じているのか？　「痛みセンター」があれば、それを考えるのも大きな仕事のひとつです。痛みセンターとは、文字通り（国やその地方での）痛み医学の中心となる組織で、痛みの臨床・教育・研究・広報を担います。さまざまな医療専門職が難治性の慢性病に対処するという機能面がよくとり上げられますが、他の機能も重要です。

たとえば**幻肢痛《げんしつう》というものがあります。**

手足を失っても、まだそこにあるように感じたり、痛みを感じたりする現象です（ファントム・リム）。

このことから類推すると、物理的刺激は脳で発生していると考えるのが筋でしょう。論理的にはそうとしか考えられません。

慢性疼痛も一瞬一瞬の物理的刺激は針一本で刺された程度なのではないでしょうか？　物理的にはそれぐらいの痛みが脳によって大きく増幅されている

のではないかと思うのです。

人間の脳が一秒間に取り入れる情報は一〇〇〇万ビットとも言われます。それに対して、意識が処理できる量は一〇〇から多くても一二八ビットでしかないそうです。ということは患者さんが常に意識を痛みに向けていれば、痛み以外の情報に対処することはできなくなってしまうでしょう。

痛みはどこで感じる？

慢性痛には心理社会的な要因が大いに関係しています。

しかし、こうおっしゃる患者さんもいました。

「痛みに心理社会的な要因があるとしても、私の腰痛の原因はあくまで腰にあると思うのですが」

本当にそうでしょうか？

腰が痛いとき、その痛みはどこが感じているのでしょう？

腰？

座骨神経？

脊髄《せきずい》？

それとも……？


どれもＮＯです。

そして、**答えは脳**です。


手にケガをしたとします。痛みの信号が抹梢神経→脊髄《せきずい》視床《ししょう》路を通り、視床を中継し、脳に伝えられます。ケガの情報を受け取った脳は情報を分析し、反応します。

大脳皮質（中心後回）では痛みが発生している場所や強さを識別します。

大脳辺縁系では痛みのイヤな感じやつらさなどの感情が引き起こされます。

つまり、痛みは痛いと思っている箇所（腰痛なら腰）が感じているのではなく、脳がさまざまな情報を統合して痛みだと感じているのです。

原因がわからない痛み

脳の機能不全と痛みの関係に注目してみる必要があります。

脳が機能不全を起こす要因としては、

心理的な要因――ストレス、不安、うつ状態……
身体的な要因――過労、不規則な生活、栄養不良、運動不足……
社会的な要因――孤独（孤立）……

などが考えられます。

これらすべてに慢性痛を引き起こす可能性があると考えることができます。

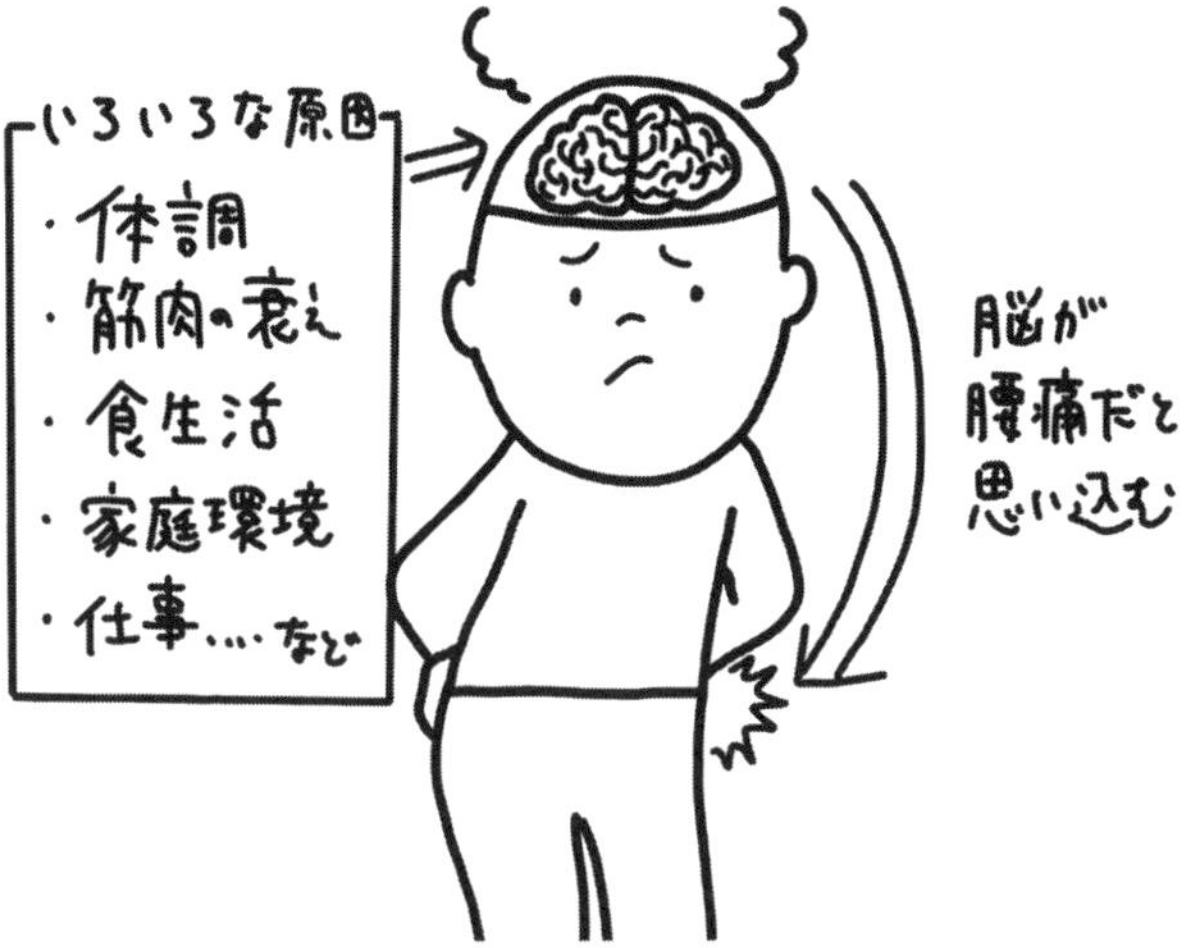
いろいろな原因
・体調
・筋肉の衰え
・食生活
・家庭環境
・仕事…など
脳が
腰痛だと
思い込む

腰の痛みを感じているのは腰? 座骨神経? 脊髄? すべてNOです! 答えは脳! 脳がさまざまな情報を統合して痛みだと感じているのです。心理的、身体的、社会的な要因から脳が機能不全を引き起こし、慢性痛につながることもあります。

日本では、心理的な要因から引き起こされる脳の機能不全、そこからの慢性痛への対策がなかなかとられていません。それは、日本の医療における心理分野の遅れが原因です。

痛みが発生していながら、骨だとか、筋肉だとか、物理的に見ることしかできないので原因がわからず、診断を下すことができず手をこまねいているだけです。

私の友人である医師が、このようなことを言っています。

「原因がわからない痛みは心因性ではない。原因がわからない痛みは原因がわからない痛みである」

まさに名言だと思います。

原因がわからない痛みや病気であっても対症療法はわかります。

対策をとることはできるのです。ところが、それを日本の医療関係者は行っていません。原因がわからない痛みは放っておいてしまうのです。

慢性痛などの慢性病はほとんどすべてが生活習慣に起因するもので、自分では因果関係がわかりづらいという面があります。だからこそ、医療関係者などの客観的な目が必要です。そして、その目のレベルが問われているのです。

患者さんとのリラックスした関係

診断名というのはある種のマジックです。

「先生、私はなんという病名なんでしょう!? 病名を教えてください」

こうおっしゃる患者さんが大勢います。

診断名を聞くと患者さんは納得するようです。それが不思議です。ショックではないかと思うのですが、「こういう名前の疾患なんだ」と思う（ときには思い込む）ことで、なんだか安心しているように見えます。

さらに、そこからどんどん悪いほうに考えはじめるのです。まるで楽しんでいるようです。

レントゲン（X線）撮影など目に見える検査も患者さんは「喜び」ます。

しかし、痛み治療、特に腰痛の場合、レントゲンはほとんど意味がありません。レントゲン検査に意味があるのは、骨折などの場合です。

腰痛は骨よりも筋肉の痛みなので、それは写りません。

しかし、私はレントゲンも診断名と同じくマジックだと思っています。

患者さんに「植え付け」を行うことで、心理的な効果を及ぼしています。

その効果はけっして推奨できるものではないでしょう。お金になるから、技師がいるから、という理由で行っている病院も多いと思います。

診断名については、研究段階で病名がないと研究費が出ないとか、製薬会社からお金が出ないなどの現状があります。そこでなんとか病名を考え出すという習慣が医師側にもあるのかもしれません。そのせいで患者さんにも病名（診断名）を伝えるのかもしれません。

大切なのは、医療関係者と患者さんの関係がどうなのかということです。リラックスした人間関係を築くことができるように心がけなければなりません。

人はストレスにさらされると、内分泌系がおかしくなります。そこから痛みが起こります。

一見、痛みと関係がないように思えるかもしれませんが、酒、薬なしで眠る方法やリラックスする方法を患者さんに伝えることも、痛み治療の仕事のうちだと考えています。

診断名という呪い（一）「本当の病名は何ですか？」

身体の不調を感じたときに見られる日本人の心理的な傾向があります。病気や痛みの定義を求めることです。医師に診断名を求めてしまうのです。

求めすぎると言ってもいいかもしれません。

「ある病院では『線維筋痛症』、別の病院では『疼痛性障害』と言われました。本当の病名は何ですか？」と患者さんから聞かれたこともあります。

「診断名がついてよかった」

とどこかホッとしたような患者さんがよくいますが、私に言わせれば診断名がついたところで何もいいことなどありません。

何よりも大事なのは、痛みを生んでいる生活習慣を変えて、痛みに支配されない生活を取り戻すことなのです。

私のいちばん大事な仕事は、患者さんの環境を「生活できる環境」にすることだと考えています。

診断名という呪い（二）病名で慢性痛の治療方針は変わらない

急性の痛みの場合には診断名は重要かつ有効です。

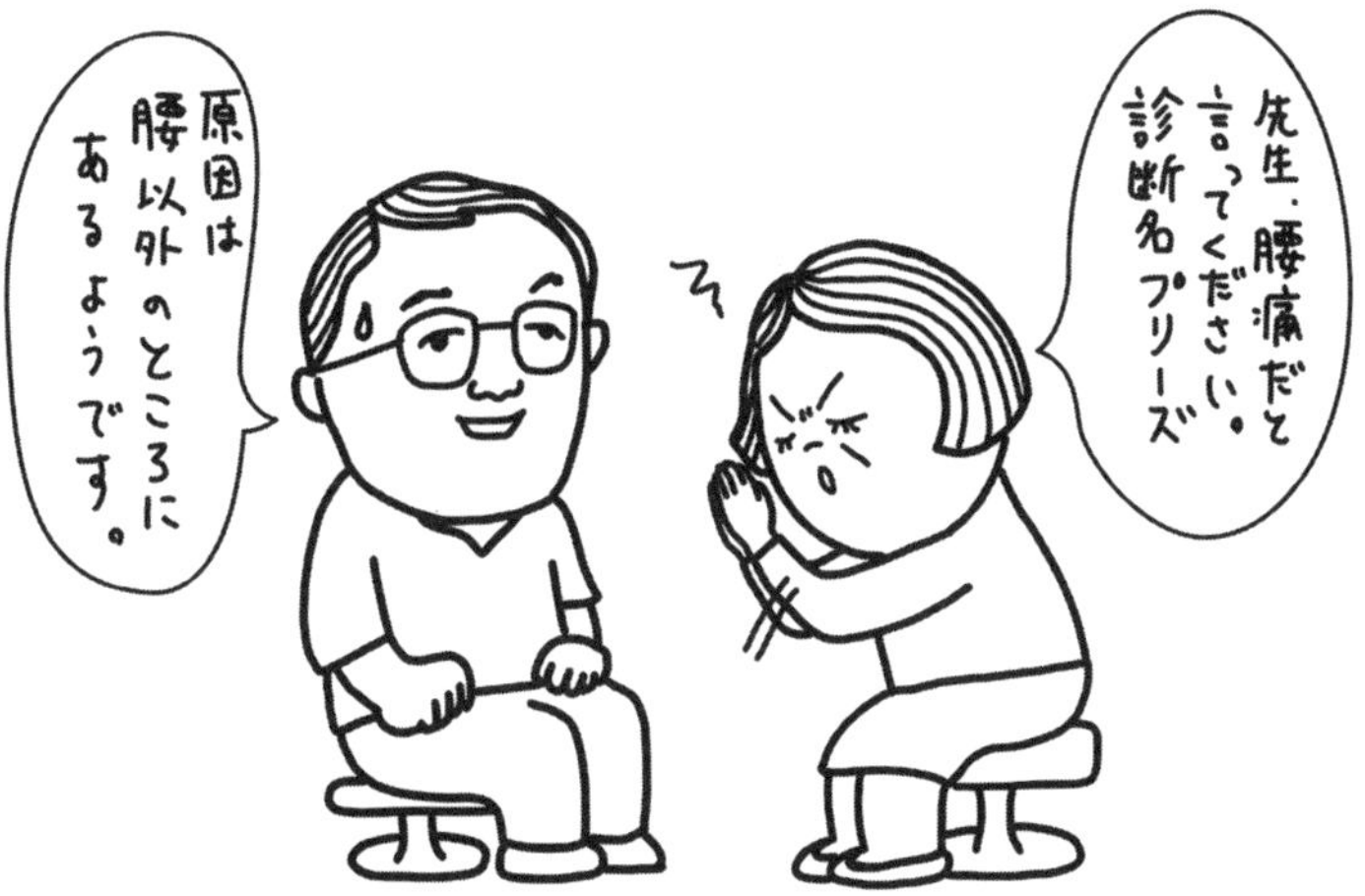
先生、腰痛だと言ってください。診断名プリーズ
原因は腰以外のところにあるようです。

患者さんの多くが診断名を欲しがります。診断名を告げられると「こういう名前の疾患なんだ」と思うことでなんだか安心するようです。そして、そこからどんどん悪い方向に考えはじめるかたも多く、その姿はまるで「診断名」を楽しんでいるように見えます。

胃の痛みを訴えている患者さんがいたとします。その痛みの原因となる疾患には、

急性胃炎
胃潰瘍《いかいよう》
胃がん

などの可能性が考えられます。診断名が重要になってくるのは、それぞれで治療方針が異なってくるからです。

一方、慢性痛の場合です。

疼痛性障害
筋膜性疼痛
線維筋痛症

などと診断名が異なっていても、慢性痛の場合、治療方針にはあまり変わりはありません。**患者さんのお話を聞きながら、運動、体重調節、睡眠など生活習慣の改善を図っていくというのが大きな柱になります。**

筋膜性疼痛は、原因や起こる因果関係がわからない慢性のこりのことです。筋肉への過度の負担や休養が十分にとれていないときに起こると言われています。

患者さんのなかには、

「どの病院に行っても痛みの原因はわからないと言われた。これだけ医学が進歩しているんだから、痛みの原因を探しだして完全に治してほしい」

と言うかたもいます。

医師としては診断名の呪いを解く必要があるのですが、筋膜性疼痛と患者さんに告げたとして、ただ告げるだけでは「診断名の呪い」は解けません。

「強いストレスをずっと受けたことで筋肉に痛みが起き、こじれています。身体的なストレス、心理的なストレス、さまざまなストレスが複雑にからみあっています。一つ一つを明らかにして対処する必要があります」
と説明し、納得してもらわなければならないのです。

診断名という呪い（三）悲劇のヒーロー、ヒロイン志望ですか？

そして「腰痛」という診断名をもらうと、ネットで自分の痛みに関する情報を集めはじめます。それも**悪い情報ばかり集めるのです。**

「私の痛みは何ですか？　線維筋痛症ですか？　低髄圧症候群ですか？　CRPS（神経障害性疼痛／複合性局所疼痛性症候群）ですか？　脊柱管狭窄症ですか？」

「どういう検査をしたら原因がわかりますか？　MRI（磁気共鳴画像法）を撮ってくれませんか？　血液検査はどうでしょう？」

「どういう治療を受けたらよくなるのですか？　手術は？　薬は？」

と質問をする患者さんもいます。

そして、最後には、

「ネットに書いてあったんですが……」と言うのです。

治療法に関する情報も、適切な治療法ではなく、いわば「奇跡の治療法」の情報しか受け入れなくなるようです……。悲劇のヒーロー、ヒロインになりたいかのようにも見えます。

人は自分の信じたい情報を信じます。その部分の「呪い」を解くことも私の仕事の一つです。

思い込み↓ストレス↓痛み

胃がんの手術をした後に帯状疱疹《たいじょうほうしん》の痛みで苦しんでいる患者さんがいました。正確には「帯状疱疹後神経痛」というもので、過去に帯状疱疹にかかったときの後遺症のようなものです。その痛みが激しく、普通に生活ができないほどでした。

帯状疱疹だとわかっていたので、最初の治療として薬を使ってみたのですが効果がありませんでした。そのうち食事を吐いたり、誤嚥性肺炎《ごえんせいはいえん》にかかるなどし、私も大いに頭を悩ませました。

私もこのときは、患者さんの痛みだけにとらわれていたのです。

一旦、痛みから離れて、この患者さんが何に困っているのかを一緒に考えてみました。以前は食べることがとても好きだったのだ、と本人が話してくれました。それが食事を吐いてしまっているのです。

そこで考えたのが、食べられるものはあるのか？　吐かずに食べられるような、大好きな食べ物は何なのか？　ということでした。

だんだんわかってきたのですが、**患者さんは胃を切ったことで、もう自分は何も食べられないと思い込んでいるのでした。**

その思いがストレスになっていたのです。

そこで「食べられるんですよ。なんでも食べてみてください」と話しました。

食べるようになると、みるみる顔色もよくなりました。
「帯状疱疹の痛みはどうですか?」と聞くと、
「そういえば……痛くないです」と答えるまでよくなったのです。

第三章

病は気から、痛みも気から

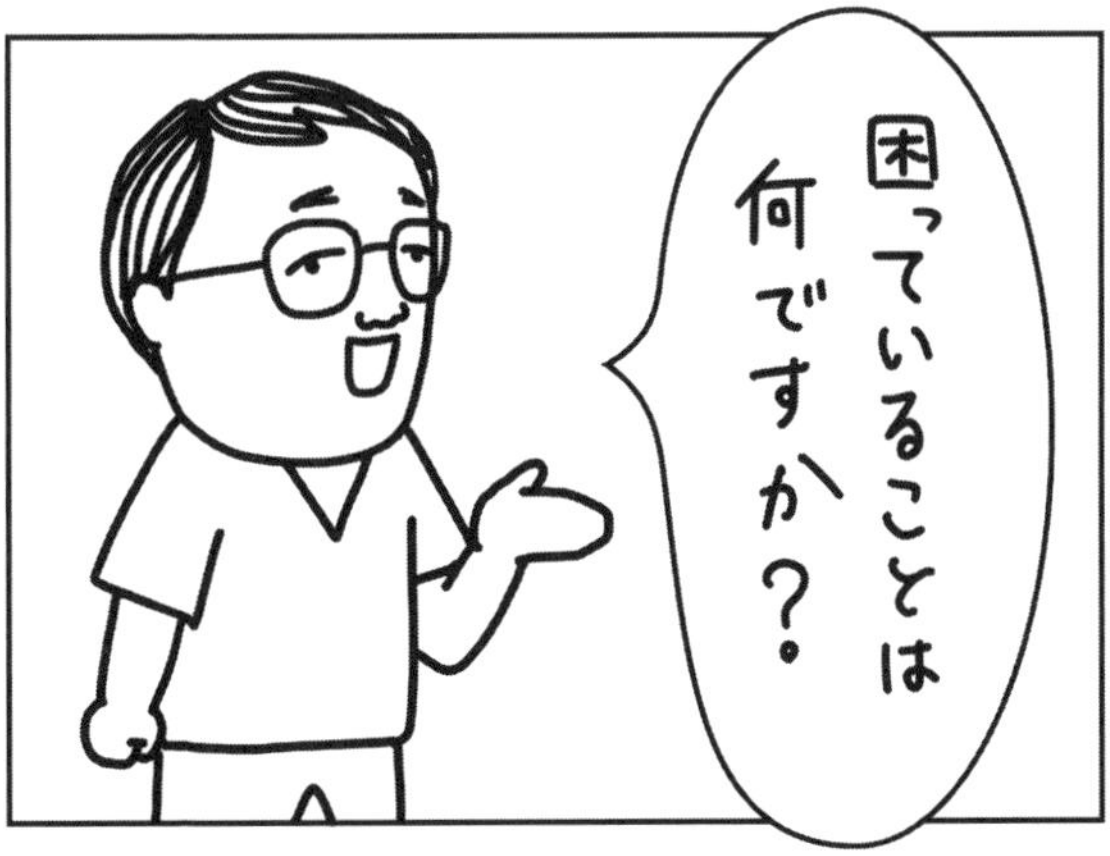

痛みは気から、そして生活習慣から

「病は気から」

と言いますが、**多くの慢性の痛みも、気持ちから起きていると私は考えています。**

心理的なストレスが大きくなれば、痛みの閾値《いきち》（感じる最小の値）は小さくなります。つまりストレスがかかればかかるほど、より小さな痛みも感じるようになっていくということです。

「まえがき」で書いたように、日本では痛みのケアが大変、遅れています。同様に心理学とそれを応用した心理療法も遅れています。その影響で医療関係者も、「気のせい」で痛みや病気が発生しているという発想をすることがありません。

日本における心理学と違ってヨーロッパの心理学では、人間は理性的な存在であるけれども、幻覚を見たり、幻聴を聞いたりする存在であるという前提に立っています。

オーストリアの有名な精神分析学者のジークムント・フロイト（一八五六〜一九三九年）が無意識という概念を打ち出したのもその前提においてのことです。

フロイトやカール・グスタフ・ユング（一八七五〜一九六一年）は、その時代においては超常現象と呼んでもいいような内容の研究を行っていました。

日本でも東京大学がアメリカから心理学を輸入した創成期には、透視や予知を研究する動きもあったのです。鈴木光司の小説『リング』に登場する「貞子」のモデルとされる高橋貞子さんがその被験者になったことはよく知られています。

しかし、その研究の第一人者が大学から追われてしまい、日本の心理学では「気から」という分野は長い間、まったく手がつけられてきませんでした。

その結果、医療関係者たちも「気から」という分野を視野に入れずに診察を行っているのです。

痛みでない痛みに苦しむ

オーストラリアや北欧諸国では、大学病院に「痛みセンター」を設置して、地域の人びとの痛みのケアに取り組んでいます。患者さんには認知行動療法によって自分が抱えている痛みを理解してもらったうえでの対処の仕方を指導しています。認知行動療法は、考え方と行動の変化を促すことでストレスなどを軽減させるものです。日常生活のなかで痛みと向き合っていただく方法です。

その一つに**患者さんに日記をつけてもらうというのがあります。**

一日中、いつも腰が痛いと訴えていた患者さんが
「身体を動かすと痛いから、動きたくない」

と日記に書いていれば、動いていないときは痛くないのか、日常生活のなかで痛くないときがあるのではないか？　と考えていくわけです。

「いつ、どんなときに痛いのか」を見つけていくのです。

一日中痛いと思っているということは、じつは痛くないときにも痛みを感じ

ているることになります。痛いと思い込んでいるのです。

痛みではない痛みです。

気のせいで痛いと感じている時間帯があること。その時間は、本当は痛くないのだと気づいてもらうのです。

寝ているときは痛くない……。身体を動かしているときには痛くない……。食事をしているときには痛くない……。あるいはテレビを見ているときには痛くない……。

といった具合に、一日のなかで痛みを感じていない時間帯を見つけていきます。

すると、近視眼的に「いつも痛い」と言っていた患者さんが、日記をつけるうちに「いつもではない」ことに気づいていきます。

なかには、

「全然、変わらない。いつも痛い、ずっと痛い」

と言う患者さんもいますが、自分ではよくなっていることを認識していないだけで、実際は日常生活は送れているということがよくあります。

痛くないことを認めたくない患者さんたち

日本ではどうでしょう。

私の経験からすると、慢性痛の患者さんには「いつも痛い」と主張する傾向があります。

痛くないときもあることを認めたがらないのです。

本当は痛くないのに痛いと感じているということを認めたがらない、気のせいだと認めないのです。

自分の痛みが「気のせい」だと思われるのを激しくイヤがるのです。

ですが、「いつも痛い」と言うその患者さんも夜はぐっすり眠っているものです。ちょっと考えてみていただきたいのですが、眠っているときに足の裏を誰かに針でチクッと突かれたらどうでしょう？

それだけでも痛くて飛び起きてしまうのではないかと思います。それなのに、

「身体を動かすことができないほど痛い」

「痛いから身体を動かしたくない」

と言うほどひどい痛みを抱えている患者さんが、ぐっすり眠れているのはじつに不思議なことではないでしょうか。

これは、「痛みでない痛み」に違いありません。

慢性疼痛を訴える患者さんの多くは、「痛みでない痛み」に苦しめられているのです。

意識に「割り込み」を行い、痛みから引き剝がす

慢性痛には意識に「割り込み」を行い、意識を痛みから引き剝がすことが効果的です。

痛みに向かって集中している意識を「意識的」に無理やり痛み以外に向ける

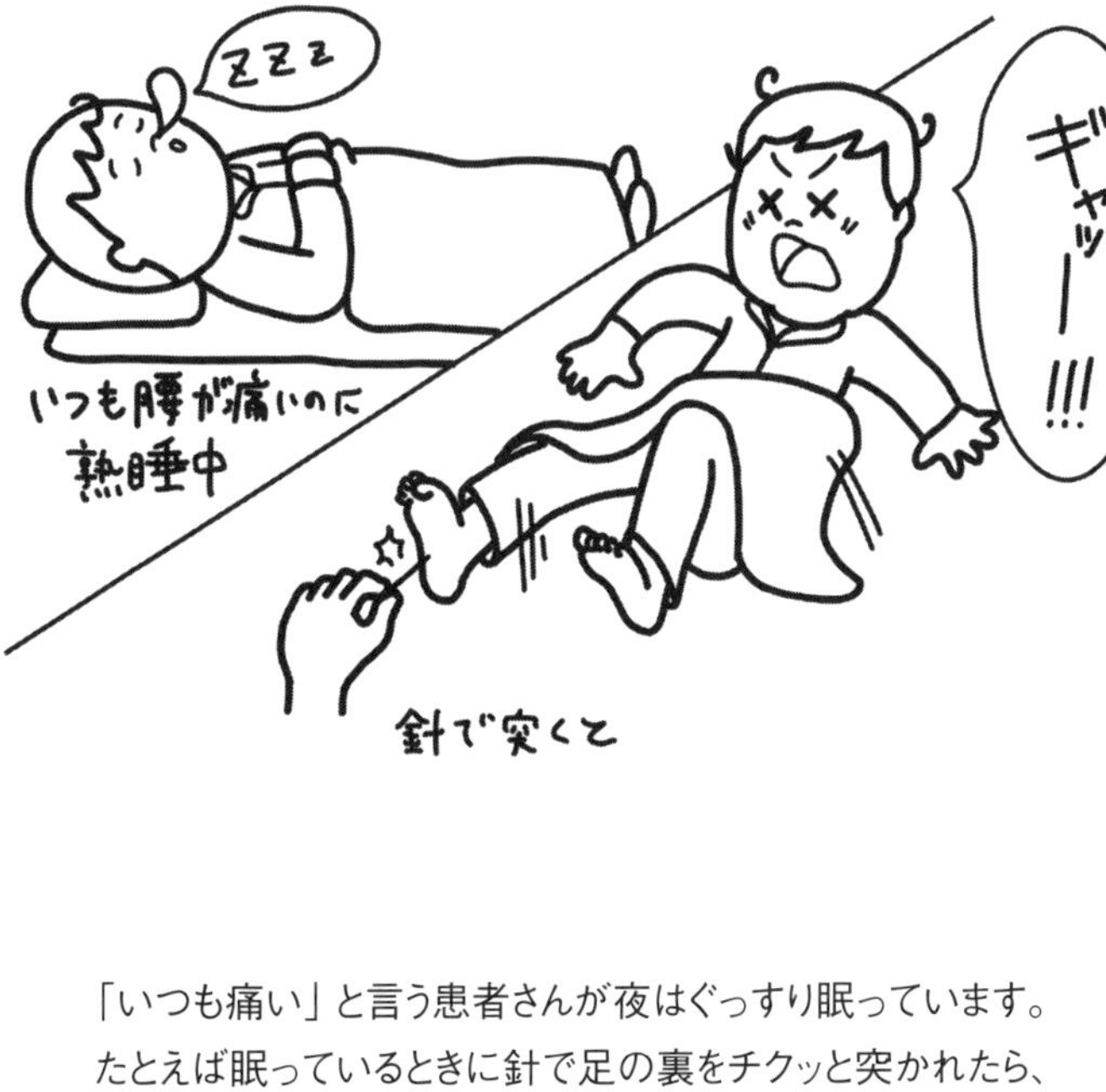

「いつも痛い」と言う患者さんが夜はぐっすり眠っています。たとえば眠っているときに針で足の裏をチクッと突かれたら、誰でも飛び起きるのでは?「いつも痛い」のであれば、眠れないはずです。起きているときに「痛みでない痛み」が生じているのでしょう。

ことができれば、痛みは軽減します。

これは、治療にも役立てられるはずです。

神経ブロック（麻酔などにより一時的、あるいは長期的に神経機能を停止させ痛みを感じなくさせる治療法）などの方法はすでに試されていますが、医者、つまり他人から与えられるものでは、なかなか患者さんの意識を痛みから引き剝がすことが難しいのは私の経験からもわかります。

医療関係者側が「これはどうだろう」と考え、いろいろな「割り込み」をさせても効果が見られないことも多く、キリがないというのも現状です。

やはり患者さん自身に自分で意識を痛みから逸らす方法を見つけてもらわないと、なかなか効果は表れないものです。

学問的な方法としては、心理療法としてのイメージ療法などがあります。もっと一般的な方法としては、何か好きなことを見つけて没頭する、暇な時間をつくらない、などがあります。

コミュニケーションツールとしての痛み

慢性痛の症例は一九九〇年代までは少なかったのですが、二〇〇〇年代に入ると急激に増えています。

腰痛の患者さんとこういう会話をすることがあります。

「どこが痛いの？」

「ここです！（最初は腰を指す）」

そして、全身を指して、

「ひざも、肩も、腰もいちいち痛い！」と言います。

ひざ、肩、腰、全部が本当に痛いことはまれで、患者さんが「痛いアピール」をしていることがほとんどです。

患者さんにとっては痛みがコミュニケーションのツールになってしまっているのです。

これは、「痛み行動」と呼ばれています。

痛み行動

医療関係者も、患者さんの心理まではわかりません。言葉や行動から推しはかるしかありません。

痛みは主観的なものなのです。

「人間の心理は行動を通してしかわからない」という考え方（心理学の学派）があります。これを「行動主義心理学」と呼びます。

痛みには心理社会的要因が密接にかかわっているため、主観的にならざるを得ず、主観は他人にはわからないので、客観的に観察できる行動から類推する、という考え方です。

患者さん一人ひとりが痛みを感じているときに示す行動全般を「痛み行動」といいます。たとえば、痛み止めを飲む、「痛い」という言葉を発する、顔をしかめる、痛いと思われる部分をさする、などすべてです。

痛み行動には、必然的な(避けられない)ものと、そうではないものがあります。骨折している時に、骨折部分を動かさないようにする、のは必然的な痛み行動です。

しかし、慢性の肩こりで、つらいからと言って一日中寝ていたり、慢性腰痛がひどいからといって身体障害を申請したりするのは、必然的ではありません。痛み治療は、この必然的ではない行動をしないようにすることが治療の目標となるのです。

結局は患者さん一人ひとりがどう痛みと向き合うかが重要になってきます。

しかし、慢性痛も含めて日本人の病気との向き合い方にも問題があると私は思っています。

日本人は原因がはっきりとわからなければ病気は治らない、治せないと考える傾向が強いのです。

しかし、たとえばがんは直接の原因は特定できませんが、治癒率は五〇%を超えてきています。そのような時代に「原因がはっきりしなければ……」と考えていては、いたずらに病気の進行を早めてしまうだけではないでしょうか。

アルコールと痛み

お酒を飲むことも痛みと大きな関係があります。

アルコールは神経毒の一種です。神経によくない作用を及ぼします。

脳には血液脳関門や血液脳脊髄液関門と呼ばれる機構があり、必要な物質以外の異物が簡単には脳に届かないようになっています。ところがアルコールはその関門を通り抜けてしまいます。

長期にお酒を飲んでいると神経毒が蓄積され、脳にダメージを与えます。脳が部分的に破綻《はたん》すると、他の部分の破綻を招きやすくなります。お酒を飲む量は増えていなくても、脳に与えるダメージはどんどん大きくなっていきます。

脳の細胞間の連携が阻害されてしまうのです。

脳の機能が低くなると、身体に異変が現れます。当然、痛みとなって現れて

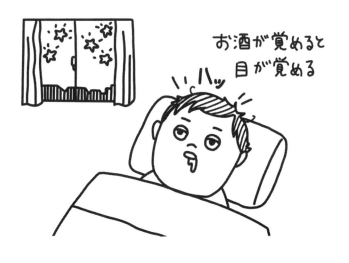

アルコールは神経によくない作用を及ぼします。寝酒と痛みも大いに関係があります。アルコールが分解されるときに発生するアルデヒドは覚醒物質なので睡眠を途切れさせます。睡眠への悪影響→身体の不調→痛み、というサイクルにつながることがあります。

くることにもなります。

寝酒も痛みと大いに関係しています。寝つきがよくなると思い込んで習慣にしている人も多いと思いますが、じつはアルコールは睡眠には悪い影響を与えています。酔いが覚めるとき、つまりアルコールが分解されるときに発生するアルデヒドは覚醒物質なのです。深い眠りを阻害して、睡眠を途切れさせてしまう。眠っているように見えて、本当に休めてはいない。毎日の寝酒が熟睡できない睡眠のパターンをつくってしまいます。

日本は飲酒の習慣に寛容です。飲めることがステータスであるという考えすらあります。町に酔っ払いがあふれていても特に問題にされません。それが、アングロサクソン諸国では、屋外で酔っ払っている姿は堕落だと見られてしまいます。日本も飲酒のあり方にもっと厳しい目を向ける必要があるでしょう。

イギリスでは二〇一六年に国営・国民保健サービス（ＮＨＳ）の飲酒のガイドラインが見直されました。

以下は、一日当たりの最大飲酒量の上限、これ以上飲むと健康に重大なリスクをもたらす可能性があるという数値です。

男性・女性ともに一週間の最大飲酒量は一四ユニットです。さらに最低週一日、できれば二日、飲酒をしないことを推奨しています。

ユニットは聞き慣れない単位ですが、一ユニット＝純アルコール八g、成人が一時間にだいたい分解できる量です。グラス一杯（一七五ml）・アルコール度数一三％のワインが二・三ユニットになります。一週間に六杯飲むと約一四ユニットになりますから、一日の飲酒量の上限がワイン、グラス一杯ということになります。

他の国を見てみると、アメリカ「二四・五／一二・三（それぞれ男性／女性、以下同）」、フランス「二六・三／一七・五」、イタリア「三二・五／二二」などとなっています。

日本はというと、厚生労働省が「一日、純アルコールで二〇g程度」としています。ビール中瓶一本、日本酒一合、ウイスキーダブル一杯に相当します。

運動、食生活と痛み

ロコモティブシンドローム（運動器症候群）という言葉をお聞きになったことはあるでしょうか？　**骨や筋肉などの衰えが原因となって歩くことなど日常生活に支障が出ている状態のことです。**

フレイルという状態もあります。加齢により筋力が低下して歩く速度が落ちるなど、このままでは将来、介護が必要になってしまう状態のことです。

ロコモティブシンドロームやフレイルを考えるとき、必ず問題になるのが、日常的に運動をしたほうがいいのか、しないほうがいいのか、ということです。

運動をすれば衰えた筋肉がある程度、復活する可能性があります。筋肉の衰えは痛みの大きな原因になり得ますから、適度な筋肉は必要です。運動には免疫力を高めるという効果もあります。

同時に、弱っている状態で運動をすることはよけいに負荷をかけることになるのではないか、という考え方もあります。

ハッピーホルモン

脚気《かっけ》と聞くと昔の病気のように思われるかもしれません。それが、今、若い人に増えています。原因はビタミンB_1の欠乏です。

B_1をはじめとする、ビタミンB群は補酵素というものの主要合成原料です。補酵素とは、酵素と結びついて酵素の働きを活性化させるものです。それを、日常の食生活からとれなくなっているのです。

補酵素は酵素のスイッチを入れて活発に働かせる存在ですから、補酵素がなければ身体は十分に働くことができません。それが痛みの原因になることが大いにあります。

亜鉛という元素も代表的な補酵素です。亜鉛の数値を調べると、それが滅茶苦茶な人がけっこういます。特にひどい貧血などで亜鉛の数値が低い人が多くいます。亜鉛は肉類などに多く含まれています。

セロトニンという神経伝達物質（タンパク質）があります。ハッピーホルモンとも呼ばれる物質です。セロトニンの分泌量が少なくなると、うつ状態におちいりやすくなります。

ＳＳＲＩ（選択的セロトニン再取り込み阻害薬）という薬がありますが、これはセロトニンが神経伝達の課程で吸収されてしまうのを防いで再利用するものです。分泌を促すものではありません。セロトニンの分泌にも亜鉛が重要です。セレン、マンガン、コバルトといった元素もセロトニンの分泌に欠かせません。

そこで、食生活です。先ほど例に出した亜鉛を含む肉類と微量元素に影響する野菜のバランスも重要です。最近は工場で作られている野菜が増え、栄養価の減少もよくいわれます。光と水で育てられた野菜と、土で育った野菜では、含まれている栄養に差があるのは当然ということになるでしょう。

人間だけでなくあらゆる生物が、これまでの進化の過程で当たり前にとっていた物質をとることができない状況になっています。摂取していたものがとれなくなっていることが痛みや慢性痛を生んでいる可能性があります。

アトピー性皮膚炎も同根でしょう。私の小学生時代は一学年に四〇人のクラスが六つぐらいありましたが、アトピーの子どもは一人いるかいないかでした。

教頭先生が「△△君は難しい皮膚の病気にかかっているけれど（私の学年には彼一人でした）、うつるものじゃないから仲よくしてあげてね」とおっしゃったのを覚えています。

脚気も明治時代には日本の風土病と言われていました。これは江戸時代の半ばごろから白米を食べるようになって、精米していない米に含まれているビタミンB_1をとることができなくなったのです。

重要なことは、食生活などの生活習慣の変化によって徐々に増えていく疾患は、原因が特定されにくいということです。

極端な言い方をすれば、今ではほとんど食べない、ゴミとして捨ててしまうようなもの、それらを食べていたのが、ある時代までの日本だったのではないでしょうか。そこに人間に必要な微量元素などが含まれていたとも思えるのです。

セロトニンは脳でつくられているのはほんの一部で、大部分は腸でつくられています。ドーパミンなど、心地よいことが起きたときに分泌される「報酬系」の神経伝達物質も腸でつくられています。食生活の変化などによって**「腸内細**

菌」「腸内フローラ」のバランスが崩れると、セロトニンやドーパミンの分泌に影響を与えます。すると、感受性が変化するのでしょう。セロトニンは痛みをやわらげる効果をもっていますから、痛みを感じるようにもなります。

過体重とやせの慢性痛

慢性痛に悩んでいる人は太っている人か、やせている人か、だいたいそのどちらかに分かれるものです。原因を調べていくと、どちらもタンパク質が不足しているケースが多く見られます。今の日本でタンパク質が不足しているというのもなかなか考えにくいのですが、血液中のタンパク質の量やその一部であるアルブミンの量が少ないのです。

筋肉は大部分がタンパク質なので、血中のタンパク質が少ないと、運動してもあまり筋肉量は増えません。

また、研究結果としてはなかなか出ないのですが、身体のさまざまな働きをつかさどるホルモン系の多くや酵素はタンパク質からできているので、タンパク質の量が少ないと影響が出るのではないかと言われています。
私が指導するのは、
食事
運動
お風呂
睡眠
という四つのポイントです。

食事に関して言うと、過体重ややせの人は、タンパク質だけでなく、さまざまな栄養素（ビタミン、ミネラル）などのバランスが崩れています。ですから、誰（家族、自分、コンビニなど）が作ったどのような食事（バランスはどうなっているのか）をどれだけ（量と回数）採っているのかは重要なのです。

あまりにもひどそうな場合は、栄養課に紹介します。

「ご飯は高カロリーだが、菓子パンは低カロリーだ」と思い込んでいる人さえいます。

運動は適正な筋肉をつけるためです。また運動で筋肉を使うことはセロトニンだけでなく、ドーパミンやノルアドレナリンなどの量にも関与してきます。運動は抑うつ状態の改善や認知機能の改善にもつながるとされています。

お風呂については、できるだけシャワーだけで済まさずに湯船でお湯につかってもらいたいものです。痛みを訴える人に聞いてみると、湯船に入らない人がじつに多くいます。身体がリラックスできていないのです。たとえば仕事などのストレスもあって、身体が緊張したままでいつも過ごしている。腱反射などを調べてみると、力の抜き方がわかっていない、忘れてしまっているのです。

そんなかたに湯船につかることを勧めると、

「何十年かぶりで力の抜き方がわかりました。痛みが弱まりました」

と言われます。

身体だけでなく、心理的な効果もあるのでしょう。

身体と心をリラックスさせるという点でお風呂は重要です。

睡眠と痛み

睡眠に問題がある場合も当然、身体に不調が出ます。その不調が痛みになって現れることが少なくありません。

痛みに関してだけではなく、ぐっすり眠ることは身体の健康にとっても非常に重要です。

眠っている間は浅い眠りの「レム睡眠」と深い眠りの「ノンレム睡眠」がだいたい七〇〜一一〇分の周期で繰り返され、そのうちレム睡眠が二〇〜二五％といわれています。この周期をいい状態でキープする必要があります。

気にかけていただきたいのはこの点です。

●決まった時間に起き、決まった時間に寝る

疲れたからといってむやみに横にならない。

●適度な運動をする

適度に疲れなければ眠れません。

●睡眠薬に頼らない

睡眠薬でとりあえず眠ることができたとしても、ぐっすり眠るために必要な周期に悪い影響を与えてしまいます。

お酒も睡眠に影響を与えることは前述しました。

アルコールが分解される過程で覚醒物質であるアルデヒドが生成され眠りを妨げてしまいます。

いびきにも注意

いびきも慢性痛に大きな影響があります。

肥満傾向の人が痛みを訴えている場合、私は必ずこう聞きます。

「いびきをかきますか？」

まず、睡眠時無呼吸症候群の可能性を疑ってみます。

大きないびきは睡眠時無呼吸症候群の特徴の一つです。寝ているときに呼吸が止まったり、呼吸が浅くなったりします。

睡眠時無呼吸症候群は、肥満とも関連が深いものです。空気の通り道である上気道に脂肪がつき、ふさがれてしまうことで、呼吸ができなくなってしまうのです。


無呼吸の状態になると深い眠りに入ることができません。

眠っている途中で目が覚める中途覚醒や目が覚めるまではいかなくても眠りが浅くなるなど、正常なレム睡眠とノンレム睡眠の周期が乱れてしまうのです。

すると、眠っているのに疲れがとれないことになります。

疲れがとれないどころか、よけいに疲れてしまうことにもなります。それが慢性的な痛みにつながってしまうのです。

やせるのがいちばんいいのですが、それには時間が必要なので、とりあえずシーパップ（経鼻的持続陽圧呼吸療法）という器具を使って空気の流れを確保する療法を用いることもあります。

それ以外に喫煙、睡眠薬、寝酒などが影響するので、それらにも手をつけます。

歯ぎしりと痛み

寝ている間の歯ぎしりも痛みにつながります。

歯ぎしりの直接的な原因はよくわかっていません。ただ、ストレス、喫煙、飲酒、かみ合わせ、一部の向精神薬の副作用などが言われています。

あらためて考えると、喫煙の害って本当にひどいですね！

歯ぎしりは歯列がずれる原因になります。歯列のずれは咬合障害《こうごう》や顎関節症《がくかんせつしょう》の原因になり、痛みを引き起こすことがあります。

口の周辺やあごだけでなく、首や肩の痛みにもつながります。

咬合障害のかたに歯科医を紹介し、歯列を直すことを勧めたケースもありました。

自分ではわからない癖が痛みをもたらす

珍しい例ですが、ドイツ語の通訳のかたのあごのあたりの痛みの原因が、ドイツ語にある捲舌音《けんぜつ》（反り舌音・巻き舌音）を発音するための筋肉の動かし方だったということがありました。

筋肉の緊張がとれず、ずっと続いている状態だったのです。

しかし、どうして筋肉の緊張がとれないのでしょう?

一つにはその人、その人の癖があります。知らず知らずにやっていることです。

先ほどの、眠っているときの歯ぎしりもそうです。

知らず知らずにやっていることにはスマホの使用もあります。特に多いのが姿勢の乱れにつながっている場合です。歩きスマホでは上半身が振れないため、ひどい歩き方になっています。電車の中でも、電車の揺れに反してスマホを保持しようとするので、とても不自然な姿勢になっている人をよく見ます。あれで、腰痛や肩こりにならないほうが不思議です。

他にも、

受話器をあごと肩ではさんで話す（携帯電話の時代になって減ったかもしれませんが）

いつも同じほうの手でカバンを持っている

椅子に浅く座って背もたれにもたれかかる

などが考えられます。生活のなかでの癖はなかなか自分では気づかないものです。

家庭ではそれが普通という場合もあります。それぞれの家庭にカルチャーがありますから。

職業に関連した癖もあるでしょう。

誰も、その癖が身体に悪いものだなどと考えません。自分の癖が痛みの原因になっているとは思いもよらないわけです。

スポーツは身体にいいと思っている人が多いことにも驚きます。もちろん、適切に行っているかぎり、スポーツは心身に好影響を与えます。

つまり、日ごろから基礎トレーニングを怠らず、スポーツの前には十分な準備運動、後には整理運動を行い、スポーツによる変な癖のない場合です。

さらに言うと、運動とスポーツの区別ができていない人が多い。運動は英語では「exercise」で、健康のために身体を適切に使うことです。それに対してスポーツは「sport」で、身体の（一部の）機能を使って、競技に勝つことです。たとえば、スケート選手のなかには、ひざを痛めている人が多いのもそのせいです。決して「スポーツ=健康（にいいもの）」ではないのです。

さらに言うと、「運動はしています。毎日歩いています」というかたもいます。でも、歩けば十分な運動になるのなら、東京都心に通勤しているサラリーマンの多くは、健康なはずです。ただ歩くだけではダメなのです。

生活のなかに痛みの原因あり

医師には、患者さんの癖や家族など、背景まで見る目が必要です。癖というのはやっかいで、わかってもなかなか直せないものです。

脳外科に行っても治らなかった頭痛が筋緊張性頭痛だったという例もあります。肩や首の筋肉の緊張が原因になって起こる頭痛です。脳外科ではわからないということで私のところに来ました。

一人の医師ではできないことも連携すればできるようになります。医療関係者だけでなく、患者さんの日常を知っているご家族や地域のかたたちの協力があれば、痛みだけでなくさまざまな病気の原因がわかってくるということはよくあるものです。

医師が患者さんの話を細かく聞いていないという事実もあります。

毎日の歯磨きのときの癖が身体に負荷をかけて痛みにつながっているという

ことだってあるのです。

歯磨きではありませんが、あるおばあさんの例です。

「足がむくんで、重い」と言って私のところにやってきました。

まず可能性として考えられるのは心臓の異常です。ところが、心臓は他の病院で調べたところ問題がなかったとのことなのです。

いろいろ話を聞いていると、ほとんど家のなかにいるのですが、一日一回、コンビニエンスストアに行くのが唯一の楽しみだと言うのです。

「何を買うのですか？」

と聞いたところ、

「梅干しを買って、毎日、一パック食べている」

と言うではないですか。

明らかに塩分のとりすぎです。むくみの原因はそれでした。

痛みの原因は痛いところにあるわけではない

首と肩の痛みを訴えていた女性の例です。

家庭環境について聞いてみると、ご主人と娘さんがともにアルコール依存症とパーソナリティ障害の傾向があると見受けられました。

娘さんはＡＡ（アルコホーリクス・アノニマス／飲酒問題を解決したいという人たちの自助グループ）にも参加しているとのことでした。

家族がその女性ひとりに依存しているようにも見えますが、女性にも
「私がなんとかしなければ」

「私が支えているんだ」

という意識が強くあり、私にはともに依存し合っている共依存の関係だと思われました。

「あなたが頑張ることで今の状況をなんとかできるものでしょうか？」

と尋ねてみました。当人はアルコール依存症とは無縁なこともあり、

「救える人にしかご家族の現状を救えないと思います。福祉関連に任せるのが

いいのではないでしょうか」

とも言いました。

「私はあなたを痛みから救うことはできますが、ご家族を救うことはできないのです」

女性は、福祉の協力を得ることにしました。それから首と肩の痛みは消えていきました。


痛みの原因は必ずしも痛いところにあるわけではないのです。


一般的には、もちろん痛いところに原因があることが多いのです。

特殊な例になりますが、当科（横浜市立大学附属総合医療センター ペインクリニック）での私の経験では、痛いところに痛みの原因があることのほうが少ないほどです。

あちらこちらで名医や名マッサージ師などと呼ばれる人たちにかかって、全然よくならないというような場合には、痛みの原因が別のところにあるかもしれないと考える必要があるということです。

私のところに来る患者さんは、他の病院で痛みが治らなかった人たちですが、その痛みの原因のほとんどはこれまでに診察した他の医師が手をつけていないところ、そこにこそあるのです。

生活習慣の改善が治るか治らないかの鍵

痛みが治るか治らないかは個々の患者さんの生活パターンが大きく影響します。
大きな要素は三つです。

●朝起きる・夜眠る（睡眠）

何時に起きて、何時に寝るのか？
ぐっすり眠れているか？

●昼間の運動

毎日、どの程度の運動を行っているか？

運動の内容はどんなものか？

（運動量のピークの時間帯が遅い人のほうが痛みを抱えている率が高いという統計があります。生活時間帯が朝型の人のほうが、夜型の人よりも痛みを感じにくくなるようです）

●**食事**

一日のなかで食事をとるタイミングは？
回数、内容は？
栄養のバランスは？　カロリー、ビタミン、ミネラル、塩分など
好き嫌いはあるのか？

以上の三つの要素の他に補足として次のようなポイントもあげられます。

●**湯船につかる**　日本式の風呂のリラックス効果は抜群です

●**タバコはダメ**

さらに二つ（相互に関連がありますが）、重要な点があります。

一つは、やりたいことがあるかどうかです。

趣味の旅行を続けたいなどの目標がある人のほうがよくなる可能性が高いものです。

目標がない人には何か趣味をつくるように促しますが、さすがに七〇歳、八〇歳になってから新たな趣味というのは厳しいことが多いようです。

二つ目は、将来を考えることができるかどうかです。

長く慢性の痛みに苦しんできた人は、とにかく今なんとかしてほしい、と近視眼的になりがちです。しかし、このままの生活（薬などに頼って、一日中ダラダラしている）を続けていれば、何年後かには寝たきりになってしまう……、そういう現実的な「地獄絵」を示したときに、「それは嫌だ！」と一念発起できれば治ることが多くなります。

「そう言われても、今のこの痛みが治らないと……」

と条件をつける人はほとんどうまくいきません。

痛みと生活習慣はニワトリと卵

痛みと生活習慣はニワトリと卵のようなもので、悪い生活パターンが痛みを引き起こし、痛みが悪い生活習慣を呼んでしまうというところがあります。患者さんが入院したときにも生活習慣の維持、あるいはよりよい生活習慣への切り替えが重要になってきます。

当科で入院治療を行わないのはまさにこの点にあります。日本で普通の入院をさせると、上げ膳据え膳で、やることもなく、ボーッとしているだけです。それだとますます体力・気力が落ちてしまいます。

提携している千葉県の八千代病院での入院加療は、毎日の生活時間をしっかりとさせ、日中もリハビリテーションを含む様々な活動に患者さんが参加するようになっているため、そのようなことにはなりませんが……。

医療関係者が患者さんの生活習慣を把握することが絶対、必要です。アメリカなどでは普通に行われていることなのですが、しかし、日本ではまだまだです。

患者さんの痛いところ、具合が悪いところだけを診るのではなく、その人の生活全体のなかに疾患を位置づけて見るという総合医療的な診療が行われていないのです。

アメリカの例ですが、ユタ州の慢性痛医療の研究者にＮＩＨ（国立衛生研究所）から三年間で五〇〇万ドル（約五億六五〇〇万円）のグラント（研究費）が交付された例もあります。

一方、日本の慢性痛医療の現状は総額一億五〇〇〇万円を二一の国公立大学と私立の研究機関で分けなければなりません。

これでは研究者も集まらず、慢性痛医療への関心も高まりません。

ストレスに乗っかる最後の蝶は何か？

さまざまな体調不良、ストレスが腰痛など痛みの原因になるという話をしてきました。

ストレスでパンパンになった身体は痛みが発生する寸前です。グラスに水が

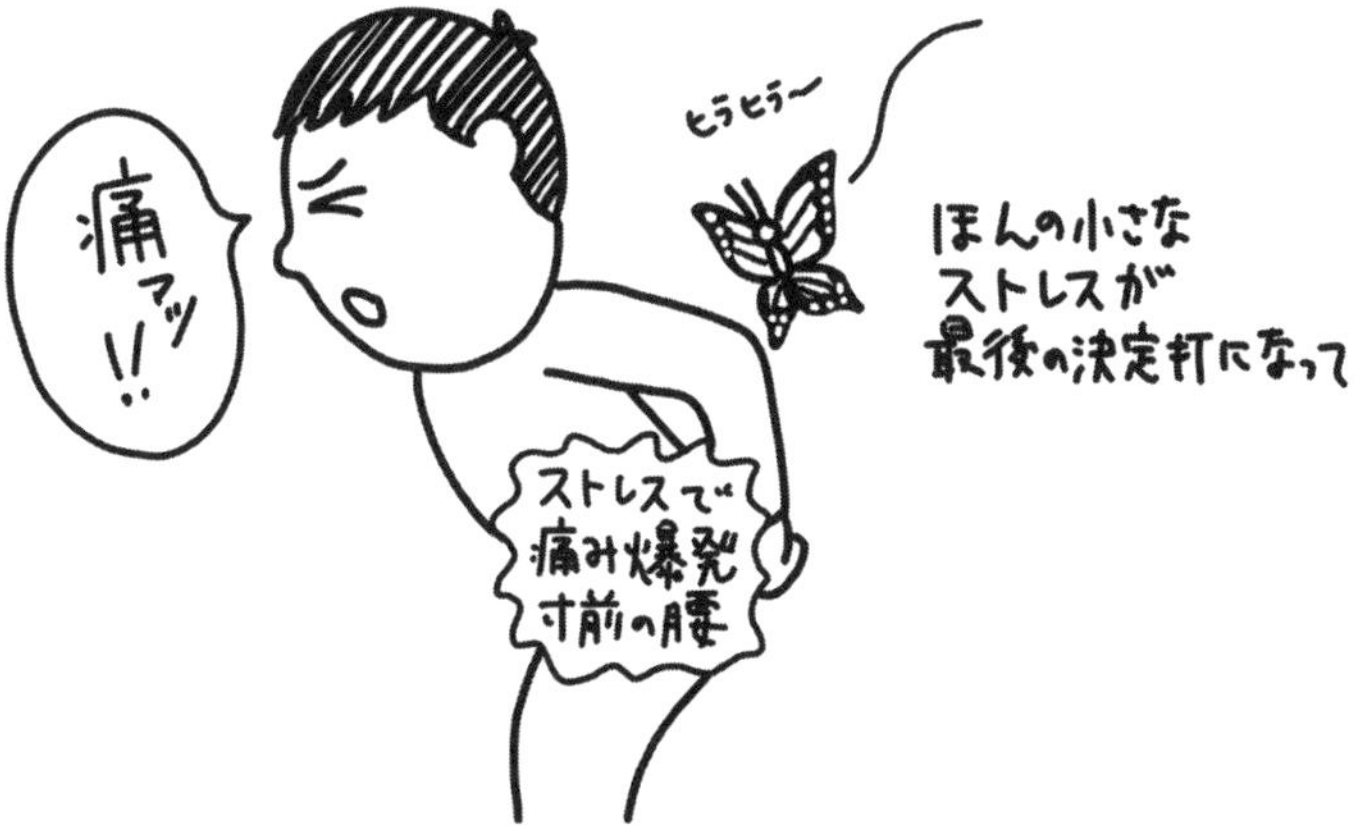
痛ァッ!!
ヒラヒラ〜
ほんの小さな
ストレスが
最後の決定打になって
ストレスで
痛み爆発
寸前の腰

さまざまな体調不良、ストレスが腰痛など痛みの原因になります。ストレスでパンパンになり痛みが発生する寸前の身体は、ごくごく軽いストレスが加わるだけで痛みが発生してしまいます。最後のストレスを「最後の蝶」と呼んでいます。

なみなみと注がれ、表面張力で盛り上がっているような状態です。もう一滴でも水が注がれたらあふれてしまいます。

軽いストレスが加わるだけで痛みが発生してしまうのです。

重い荷物を背負って、いっぱいいっぱいの状態のロバの背中に、たった一頭の蝶がとまった瞬間に、ロバが倒れてしまう。そういう比喩があります。

その最後のストレスを「最後の蝶」と呼んでいます。

蝶のように軽いストレスでさえ、加わると痛みが発生してしまう人たちが多くいます。

私のところに来るのは「最後の蝶」がとまった後です。

原因がわからないからといって治らないわけではない

診断名がついた≠原因がわかった

「診断名をつける」行為と「原因がわかる」ことはイコールではありません。

たとえば、本態性高血圧は原因がわからない高血圧です。

原因がわからない≠治療法がない

原因がわからない病気はたくさんあります。しかし治療法はあります。本態性高血圧も正常眼圧緑内障も乳がんも原因はわかりません。しかし、これらの疾患には治療法があり、一〇〇%ではないにしても治すことが可能です。

もう一つ、

原因がわかった≠治療法ある

遺伝子異常による先天性の疾患群は、原因はわかっても治療法があるとはかぎらないのが現状です。

病気は、病名がついていながら原因がわからないものもあれば、原因がわからないから治らないというわけでもないのです。

慢性痛も原因がわからないからといって、対処法、治療法がないわけではないのです。

厳密に原因がわからない痛みでも治していくことは可能です。

第四章

医師と患者のステキな関係

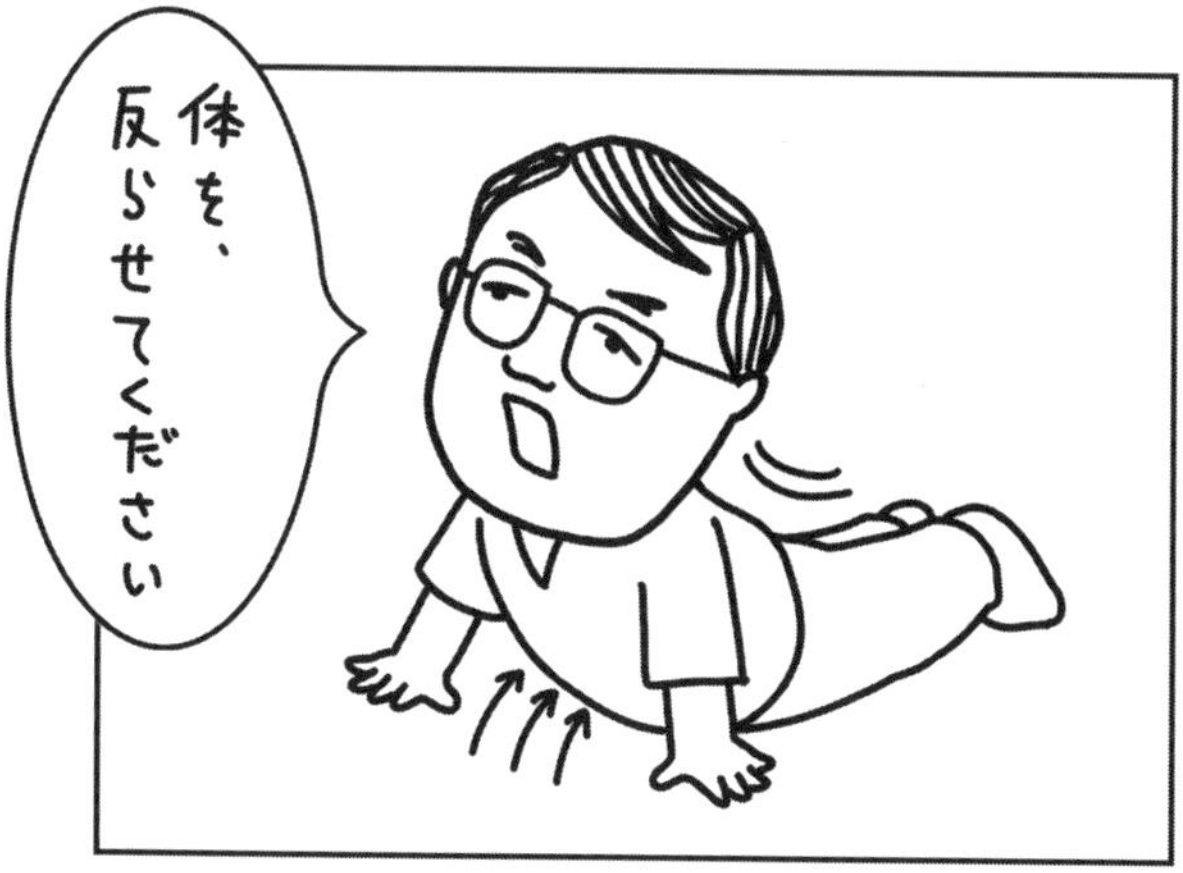

絶望のストーリーと幸せのストーリー

診断名、病名についてもこの本のなかで何度か指摘してきました。

診断名とは不思議なもので、患者さんにけっしていいものとは言えない安心感（落ち着き）のような不思議な感覚を与え、悪い方向に考えさせるきっかけにもなります。

線維筋痛症、と医師から言われたとします。筋肉の痛みを主訴とする疾患です。原因はわかっていません。

患者さんのなかにはインターネットなどで線維筋痛症の症例を集めはじめる人が出てきます。しかもどういうわけか、「ひどくなった」「悪くなった」という話ばかりを集め、「こうしたらよくなった」という話は目に入らないようです。**それでどんどん自分の痛みについての「絶望のストーリー」をつくり上げていくのです。**

ひどいときには抑うつ状態になり、痛みがさらに増すという負のスパイラルにおちいっていきます。

医師は医師で診断名を与えてしまったことで、線維筋痛症の範囲でしか患者さんを見なくなってしまいます。痛みの裏にある心理的なストレスや抑圧状態を見逃してしまうのです。

本当は医師も自信をもって診断名をつけることができない、グレーの状態というのもあります。

診断名そのものが恣意《しい》的なのです。

たとえば、イヌを見てそれがイヌだとわからない人はいないでしょう。では、イヌとは何かを言葉で正確に定義できるでしょうか？

疾患について、概念を共有することは容易ですが、それを定義（＝診断名）としようとすると、どうしても恣意性が高くなり、さらに個々の患者さんに当てはめようとするとさらにそれは強くなります。

患者さんは患者さんで恣意的に「絶望のストーリー」をつくってしまいます。回復に向かう「幸せなストーリー」をつくれる慢性痛の患者さんはまれです。そもそも「幸せなストーリー」をつくることのできる性格の患者さんは、慢性痛にならないような気がします。

ボトルのワインが半分になったとき、「もう半分しかない」と考えるか、「まだ半分ある」と考えるか……。
慢性痛になりやすいのは明らかに前者のタイプです。

患者さんたち

いろいろな患者さんがいます。

「どこが痛いのですか？　痛いところを見ましょう」

と言うと、

「えっ、痛いところを見るんですか!?　初めて言われました」

と言うのです。

女性の患者さんであったり、傷に包帯を巻いていたりすれば、痛いところを見ることに配慮をしますが、このときは私もびっくりして、
「えっ、これまで見せなかったんですか？」
と聞いてしまいました。

痛みを訴えている患者さんの痛いところを見ない医師がいる……。

患者さんを通して日本の医療の現状を知り、そのレベルの低さに驚き、心配になってしまいます。


二カ月間ずっとひざが痛い、しびれていると診察に来た八九歳の患者さんがいます。見てみると脚がパンパンにむくんでいます。

「曲がらないでしょう」と言いながら診察を続けました。

体重が六キロ増えたと言います。それがひざに負担をかけていることは明らかです。

私はむくんでいることから心臓の不調を疑いました。心臓の音を聞いてみると、やはりそうです。体重増加は心不全によるむくみ（水分貯留）によるものでした。

心臓について質問してみると、急性の心不全を起こし、三週間前に循環器内科にかかっていたのだそうです。

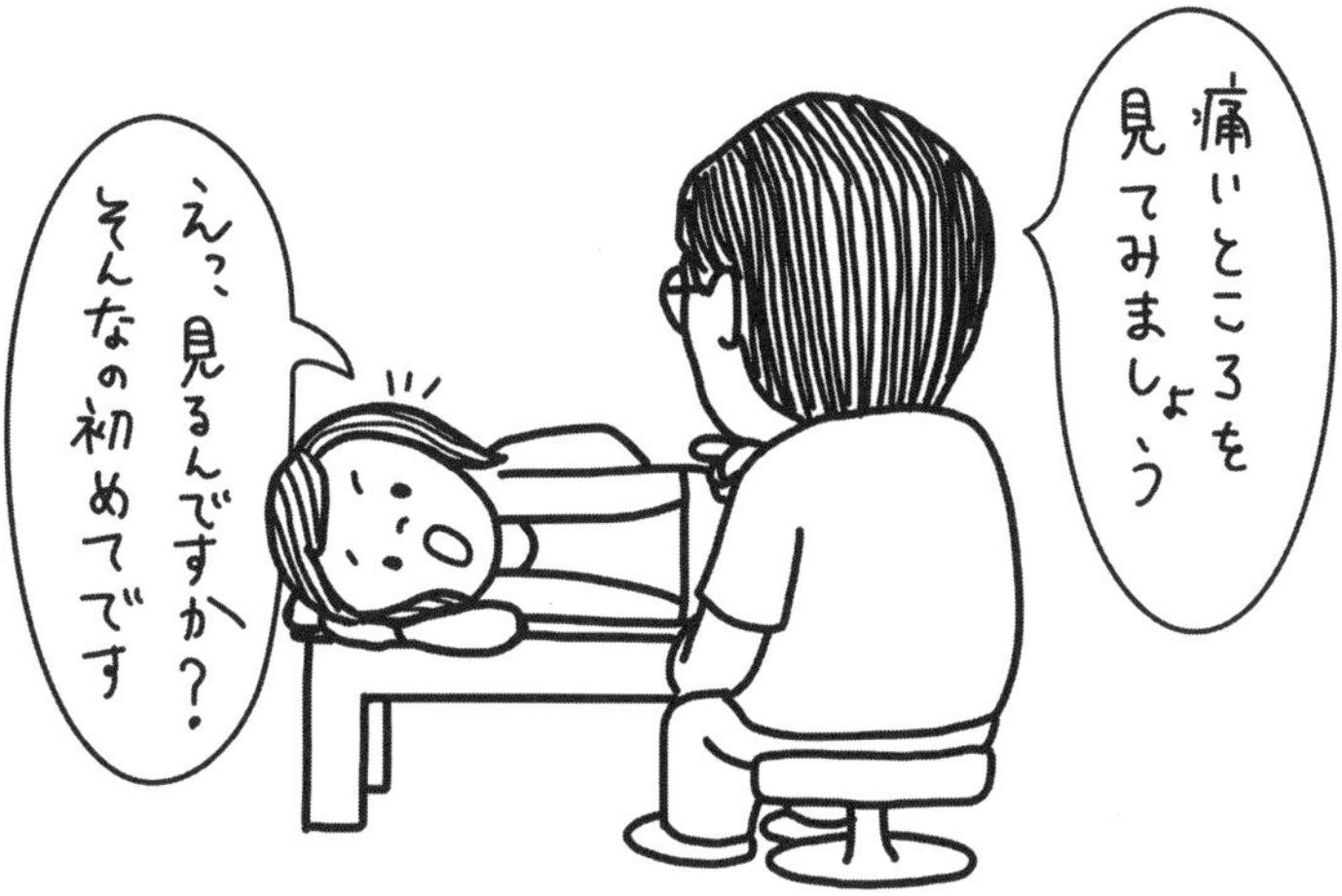

「痛いところを見ましょう」と言ったところ、「初めて言われました」と言った患者さんがいました。痛みを訴えている患者さんの痛いところを見ない医師がいる……!? びっくりして、「これまで見せなかったのですか?」と聞いてしまいました。

経緯はこうです。

実は数年前から心機能が悪くて、近くの循環器内科にかかっていた。二カ月くらい前から脚がむくみはじめ、痛みが出たにもかかわらず、かかりつけの医師は脚を診察することはなく、整形外科に紹介状を書いた。

整形外科は、脚のむくみは循環器内科にかかっているためにに大丈夫だと思い、ひざのレントゲンを撮って問題がなかったため、私のところに紹介してきた。

私のところで、むくみのひどさに驚き(二カ月前からのむくみも心機能が徐々に低下してきたことによるもの)、患者さんの家の近くの別の総合病院の循環器内科に紹介したところ、急性心不全と言われ、積極的な治療をしたら四週間くらいで脚のむくみはきれいに消え、痛みもなくなった。

いったい、最初にかかっていた循環器内科では、何をしていたのでしょう?

最初の循環器内科の医師は、心不全がむくみをもたらすことは知っているはずです。そこからの運動不足や体重増加がひざの痛みにつながることを想像できなかったわけです。

もちろん、これは一部の特殊な例で多くの医師はしっかりと患者さんを診ています。ただ、このような怪しい医療関係者が淘汰されないところに問題があります。開業医、勤務医の区別なく存在するのです。

厚生労働省の人と話すときも、慢性的な疾患にかかわる医療のレベルをどう保持していくかという話をもちかけます。

また別の患者さんは、最初、心療内科を紹介されたそうなのです。「デパス（エチゾラム／抗不安薬、睡眠導入剤）」を処方され（「痛みに効くから」と言われたとか）、一日に六錠飲んでいたと言います。体重も減ったそうです。私が会ったときはボーッとした表情をしていました。

まず薬の量を減らすことを勧めました。それで、表情は明るくなりました。

このかたは結局、他の問題はなく、運動療法と簡単な心理療法でものすごくよくなっています。ただ、完全にデパスを切ることはできず、頓用で一日に〇・五錠くらい使っているようです。

発達障害や認知症と身体の痛み

慢性痛を引き起こす原因は筋肉や骨だけでなく、さまざまです。

最近、とみに増えているのが、高機能発達障害と深い関係のある慢性痛なのです。三〇〜四〇代の仕事もバリバリこなす、デキる人によく見られます。多いのが、昇進して部下ができたなど、人間関係が大きく変わり、人との関わりが増えたときに慢性痛を訴えはじめるパターンです。

このケースについては次の章で詳しく述べますが、周りとうまくコミュニケーションをとれないことがストレスになり、慢性痛のかたちで現れてきます。コミュニケーションディスオーダー（コミュニケーション障害）という発達障害の一症状です。

パソコンに向かって自分ひとりで仕事をしている間は大丈夫だったのですが、環境の変化によって（それまでわからなかった）発達障害が影響してしまうのです。コミュニケーションをうまくとれないために部下の仕事も自分でやってしまう。そのほうが効率もよく、うまく進行するという面もあるのでしょう。

しかし、それではキャパシティをオーバーしてしまいますし、ストレスを抱えてしまうのです。

日本の組織では上にいくほど組織全体を見る役割のジェネラリストであることを求められます。好きでジェネラリストを目指す人はそれでいいのですが、ジェネラリストに向かない人には、ずっと専門的な仕事をするスペシャリストとして働きを続けられる道が用意されるべきではないでしょうか。アメリカの組織などでは、給料は上がるけれどもジェネラリストを求められないコースも用意されているものです。

日本の青中年では、コミュニケーション障害（がからんでいる痛み）は慢性病のひとつと言っていいほどです。

鎮痛剤の投与が寝たきり状態を誘発

痛いと訴える患者さんに鎮痛剤（リリカなど）を出し続けることの問題もあります。

軽度の認知障害につながる可能性があるのです。

鎮痛剤だけでなく、精神安定剤（デパス／ベンゾジアゼピン）、睡眠剤、花粉症でも処方される抗ヒスタミン剤、筋弛緩剤、胃腸薬（ガスター／ファモチジン）なども軽度の認知障害の原因となる可能性があります。

これらの薬は脳の働きをわずかずつ低下させていきます。軽度の認知障害が起こると、痛みに強くこだわったり、意識が低下したり、生活が昼夜逆転したりして、これまでの社会生活を送ることができなくなり、家の外にも出ず、ひどい場合には寝たきりになってしまいます。

それで筋肉が衰えてしまうのです。

筋肉を維持するためには、週三回、四〇分以上の運動が必要とされています。

腕など上半身の筋肉は、一度衰えても元に戻すことがそう難しくはありません。ところが、**下半身、脚などの筋肉は、あるレベルを超えて衰えてしまうと元に戻すことが非常に困難になります。**

健常者でも寝たきりの状態におかれれば、一日で〇・五％程度、筋力が衰えます。

認知症も痛みを生む

認知症の問題はさらに根深いものがあります。

ＭＭＳＥ（ミニメンタルステート検査／精神状態短時間検査）という認知症の検査があります。一一問、三〇点満点の検査で、いくつかの考え方がありますが、当科では三〇点中二二〜二六点で軽度認知障害（ＭＣＩ）の疑いがあると判断、同二一点以下で認知症の疑いがあると判断しています。

ＭＭＳＥはあくまでスクリーニング（ふるいわけ）のためのツールなので、詳細な判断をＭＭＳＥで行うことはありません。

ＭＭＳＥで二六点以下の場合には、脳ＭＲＩ検査、精密な認知症の検査などを行い総合的に判断します。

ただ、ＭＭＳＥの問題点は、あくまでも平均的な知能・教育レベルの人を想定したスクリーニングツールということです。したがって、もともと機能が高かったり教育程度が高かったりすると、なかなか引っかからないこともあります。

たとえば、ＭＭＳＥが二八点でも、「これだけ高度な社会生活を送ってきた人がそれはおかしい」とこちらが感じた場合には、脳ＭＲＩ、脳波検査、精密な認知症の検査などを行います。

完全に自覚して納得していただければまだいいのですが、問題は患者さん自身が潜在的に「おかしい」と感じている場合です。

認知症という言葉から一般的にイメージされるような記憶障害などは前面に出ていなくても、もっと高度な脳の活動を要求された際に判断力などが落ちていると、「いらだち」を感じるのです。

そのストレスが肩こりなどの痛みとなって現れるのは珍しいことではないのです。

痛みから始まる悪循環を避ける

そして、痛みから始まる悪循環を避けなければなりません。

悪循環には、主に二つのパターンがあります。「痛み→薬の多用→脳への影響→生活水準の低下」という場合と、「痛み→生活水準の低下→薬の多用→脳への影響」の場合です。

医療関係者側も、精密な認知症の検査をすることはまずありません。それどころかＭＭＳＥも長谷川式認知症スケールもほとんど行われることはありません。

アナログ機器なので、数値を読むことのできる人が減っているのです。

正常成人の脳の基礎律動は周波数で言うと八〜一一Hzですが、七〜九Hzに落ちると酩酊状態と同じで脳の機能が下がっていることになります。

ＭＲＩだけでは、患者さんの痛みの原因を見逃してしまう事態を招いてしまうのです。

見逃される痛みの原因

前述しましたが、八九歳の女性が、近くの整形外科医院から「変形性膝関節症によるひざ痛」という診断で紹介されてきました。

「何にいちばんお困りですか?」

と聞いたところ、

「ひざから下がパンパンに腫れて、ひざが曲がらず歩きづらい。またひざから下が重くて、しびれていてつらい」

とのことでした。

診察したところ、両ひざから足先まで、パンパンにむくんでおり、足首のくびれがないような状態でした。

「いつ頃からですか?」

と聞くと

「前から脚はよくむくんでいたが、二カ月くらい前からむくみがひどくなり、特に五〜六週間くらい前からひどくなっている」

とのことです。

「体重の変化はありませんか？」

と聞くと
「この二カ月ほどで五〜六kg増えた」

と言うのです。


私が体重の変化を聞いたのは、むくみがどれくらいひどくなったかを確認するためでした。

むくみの原因はむくんでいる部分に水がたまったからです。


どれだけ水がたまっているか＝どれほど重症なのか

という「公式」から、だいたいのところを確認できるからです。

むくみの原因はいろいろあります。腎機能低下、血液の浸透圧の低下（電解質異常や低タンパクなど）、心機能低下、深部静脈血栓症などです。

このかたの場合、同時に行った血液検査で、腎機能を含む血液データに異常はなく、また両脚に徐々にむくみが出てきていることから、心機能低下を疑ったのです。

この知識は、研修医でも知っているレベルのものです。

既往歴を尋ねると、高血圧の治療をしており、三週間前に循環器を専門としている近くの内科医を受診したとのことです。

高血圧は心臓に負担がかかりやすく、特に高齢者の場合、ちょっとしたきっかけで心不全を起こしてもおかしくはないのは、医療関係者として常識の範囲です。

また、心不全を起こせば、下腿《かたい》（ひざから下）にむくみを起こすのも医学部学生レベルの知識でしょう。

まず聴診したところ（私の世代では心エコーなどという便利なものはなかったため、聴診でいろいろなことがわかるように訓練を受けました。もちろん、心エコーのほうがより簡単で精密にわかりますが、当時、私がいた病院の外来にはなかったので……）、はっきりと心雑音が聞こえ、心臓に負担がかかっているようです。

結局、この症例は、

1. 高血圧を診ていた循環器の専門家を称していた医師が、患者の訴えを軽視して、下腿のむくみを見逃し、心不全の兆候を見逃した。

2. ひざを診ていた整形外科医が、いつものひざの痛みの訴えと思い、下腿のむくみに気づかず、心不全の兆候を見逃した。

という二重の見逃しによるものです。

変形性膝関節症などではなかったのです。

苦しまぎれの薬の使用で痛み発生

ＢＭＩ（Body Mass Index／ボディマス指数）という数値があります。ＷＨＯ（世界保健機関）の基準ではＢＭＩの数値が一八・五〇〜二四・九九が標準、二五・〇以上が太りすぎ、三〇以上が肥満になります。

六〇代後半の女性の例です。ＢＭＩは一八程度でやせ気味でした。原因不明の腰下肢痛とのことで、心療内科を紹介されたそうです。心療内科でも原因不明でしたが、整形外科で（もしかすると苦しまぎれに）「頚椎症、腰痛症」に効果があるとされているデパスという抗不安薬・睡眠導入剤を処方されていました。

それを服用すると痛みが楽になるとのことで、デパスを増量。結局、一年以上、〇・五㎎のデパスを一日六錠服用していたと言います。

本人には、もの覚えが少し悪くなった、という認識しかなかったのですが、ご主人に話を聞くと、もの忘れがひどくなり、日中もボーッとしている感じで表情も鈍くなったとのことでした。

診察の結果、廃用症候群（生活不活発病とも。寝たきり状態でいることによって起こる症状など）と思われたので、簡単な運動療法、栄養指導（やせていて筋肉がなかったのでタンパク質を多めにとるようになど）をするとともに、**デパスを減らしていきました。**

六週間後に来院したら、痛みはややよくなっていたという程度だったのですが、それ以上に本人は頭がスッキリして集中力が出てきたと話してくれました。ご主人からも、もの忘れが明らかに減って、ボーっとしていることもなくなり、表情も明るくなった、という話を聞くことができました。

このかたの問題点は、

1. デパスなどのベンゾジアゼピン系薬剤の多くに、痛みに対する適応症があること
2. 日本の医師の多くが、ベンゾジアゼピン系薬剤を安易に長期処方すること
3. 精神科医・心療内科医のなかに、患者の身体所見をとらず（とれず？）

に、精神作動薬系の薬剤を安易に処方する医師が少なからずいること
と整理することができます。
ベンゾジアゼピン系薬剤を長期にわたり大量投与してはいけない、というの
は精神科・心療内科の基本中の基本なのですが。

疑わしき診断名

腰が痛いときの診断名で疑ったほうがいいものの一つに**座骨神経痛**がありま
す。ある統計では座骨神経痛と診断を受けた一五〇人のうち本当にそうだった
のは四〇~四五人だったそうです。一〇〇人以上が座骨神経痛ではありません
でした。約七〇%にあたります。文字通り座骨の神経の疼痛ですが、約七〇%
は筋肉など他に原因があったということです。座骨神経は人の身体でもっとも
太い神経ですから、その分布領域も当然、広くなります。患者さんに腰や下半
身が痛いと言われると、座骨神経との関連を疑ってしまう医師が多いというこ
とになります。その人その人の生活習慣や病歴、人間関係などを聞かずに診断

名をつけてしまっているのです。

腰ではありませんが、**三叉神経痛**《さんさしんけいつう》も同様です。顔が痛いというと「三叉神経痛」だと診断されるケースが非常に多いものです。三叉神経は顔面の温痛覚をつかさどる神経ですから、「顔が痛い」と患者さんに言われると迷わず三叉神経痛だと思ってしまう医師が多いのです。他に考えられるものとして比較的多いのが顎関節症です。副鼻腔炎は比較的まれです。それよりも多いのは、顔面の筋筋膜性疼痛や非定型顔面痛と呼ばれるさまざまな要素（顎関節痛、筋肉痛、抑うつ傾向、ストレスなど）が関与している痛みです。症状は三叉神経痛とは全く異なり、もちろん治療法も全然違います。

右半身全体が痛いと言っていた男性の患者さんがいました。四～五カ月間、身体がやせる一方だと言います。特に直近の二～三カ月がひどいのだと。

頑丈そうな身体をしているし、筋肉や骨の検査では痛みの原因は見つかりません。現在、私は初診はお断りし、他の病院や医師から紹介された患者さんだけにお会いしています。この男性も二カ所の整形外科医院で検査を受けたものの痛みの原因がわからないということで私のところに来ました。

当然、以前の病院でいろいろな検査を受けたはずです。

ですが、もしやと思い、

「血液検査は受けましたか？」

と聞いてみました。


「いいえ、受けていません」

その答えに私はびっくりしました。

血液検査をしなければその人の身体の状態がわかりません。アメリカなどでは「一年以内に血液検査を受けていない初診患者には、必ず血液検査をしろ」と指導されます。


驚きながら血液検査を行いました。体重減少など、明らかに何かが起こっている兆候があったからです。

すると、身体のどこかで炎症が起きたときに高くなる数値であるCRP（C反応性タンパク）が一三・五㎎／ℓと高いのです（〇・〇三㎎／ℓ以下が正常値）。

やはり炎症で多くなる白血球の数も一万五〇〇〇／㎣(七〇〇〇程度が正常値)と高くなっているではないですか!!

身体の痛みもあるとのことですが、だるく感じるのだそうです。ゴホゴホと咳もしています。

肝機能も低下していたので、飲酒やドラッグのことを質問したり、エイズの可能性も疑ってみました。

私は呼吸器の疾患との関連に思い当たり、胸部のレントゲンを撮ってみました。

やはり思ったとおりでした。右肺に細菌性の膿胞《のうほう》があるのがわかりました。

そのせいで身体に痛みとだるさが出ていたのです。

そのまま呼吸器内科に紹介し、即入院となりました。

慢性痛にレントゲンは意味がない

先にもレントゲン(X線)撮影について触れました。

こんな話があります。

肩が痛いという六〇代のかたで二〜三カ月ごとに私のところに来ます。

「運動してください」

とその度に言うのですが、

「他のお医者さんでレントゲンを撮ってもらったら、五十肩だと言われた」と繰り返すばかりです。

五十肩ではあることは間違いないと思います。五十肩は骨が原因で起こる痛みではありません。効果があるのは筋肉を動かすことです。

レントゲンでわかるのは骨のことだけです（先ほどの細菌性の膿胞などはまた別ですが）。神経が圧迫されて痛みが生じていても、それはレントゲン写真には写りません。

欧米では交通事故のときなど、骨折などを調べるのに急を要する場合以外はレントゲンを撮ることはまずありません。

神経が圧迫されていたり、ストレスなどの要因から起こることの多い慢性痛にレントゲンは意味がないのです。

それでも、ひざや股関節の痛みの場合は骨が原因になっていることもあるので、レントゲンもまったく意味がないわけではありません。

五十肩を訴えるこのかたもレントゲンを信じて、「五十肩」という診断名にとらわれてしまっているのです。それで、運動に乗り気ではないのです。

やはりここでも総合医療の問題に行き当たってしまいます。このかたを日頃から見ている家庭医がいれば、「レントゲン→五十肩」という経路を辿らずに、五十肩はあくまで五十肩として向き合うことができたのではないでしょうか。

認知症を本人にどう認めてもらうか

抱えている痛みに認知症がからんでいるケースがこのところ増えています。

ひざと腰に痛みがある七〇代の女性のケースです。

ＢＭＩが一八で、明らかにやせすぎです。筋肉もまったくありません。

「やせすぎですよ。筋肉をつけるために運動をしてください」と言うのですが、それが気に入らないのです。

やせている身体がアイデンティティなのです。「やせすぎだ」と言われると、自分を否定されたような気分になるようなのです。

この患者さんはスーパークレーマーになりました。私が言った覚えもないことを言ったと主張し、毎日のように病院に電話をかけてきて、謝罪を要求されました。

そのとき、他の病院からの紹介状に「ご迷惑をおかけすると思います」と書かれていたのを思い出しました。

軽度の認知症と自己愛性パーソナリティ障害もあるというのが私の見立てです。

そのことをご本人に告げて認めてもらうかどうかは難しいところです。**認知症とパーソナリティ障害からくる「認知の歪み」を自覚してもらい、やせすぎの身体へのこだわりを解いてもらい……、それができれば痛みも改善すると思うのですが。**

認知症を含めて、患者さんの心理面にも向き合うのが我々の仕事です。

高機能発達障害から全身に痛みが起きているかたがいました。心理学でいうところの「転移」という現象が起きていました。

「転移」というのは、かつて誰かに対して起きた感情を他の誰かにぶつけることです。

そのかたの場合、男性の医師に対しては怒りや不平といった陰性の転移が、女性の医師に対しては優しく朗らかに接しようとする陽性の転移が現れていました。

私としては、後輩の医師たちに、「君たちに向けられた感情じゃないから」とアドバイスしました。

転移はあらゆる面接・面談で起こり得る状態です。それが強く現れる場合もあります。

こういった患者さんの心理社会面も、痛みと一緒に考えることが必要になってきます。

手術すべきか、せざるべきか

患者さんの話を聞いていると、整形外科ではよく手術を勧められるそうです。手術で痛みが改善することが多いのは、ひざと股関節だと思います。特に股関節は変形してしまうとそれが痛みにつながってしまいます。変形の処置として手術は有効です。早いうちに手術をしないと歩けなくなる可能性もあります。手術を受けられるときのアドバイスとしては、手術と同じくらいリハビリが重要だということです。リハビリによって手術したことに意味が出てくるのです。

リハビリ以外にも注意点はあります。喫煙は血流を減少させるので、傷の直りが悪くなったり感染を起こしたりします。過体重はせっかく入れた人工関節への負担が大きくなるため、人工関節が壊れやすくなります。

結局、手術をするにしても、日常生活の改善は必須なのです。手術をしたらそれで終わり、というわけではありません。

さらに手術に関してもそうですが、医師のこだわりという、やっかいなものがあります。多くの場合、患者さんにとっては意味のないものです。それどころか、患者さんの状態を悪くしてしまうものです。

これまで何度か触れましたが、線維筋痛症という、全身に原因不明の痛みが起きる疾患があります。

この原因がわからないというところが、医師のこだわりを生んでしまうのかもしれません。

他の病院で線維筋痛症だと診断された二〇代の女性がいました。

そこの医師とっては、よくならないことが許せなかったのでしょう。治療法をよくないほうにどんどんエスカレートさせていました。

ステロイドを使っても効果がないので、免疫抑制剤を使うと言われていると話していました。

めったにこんなことは言わないのですが、「その病院はやめたほうがいい」と私は言いました。

その医師は全身の痛みに原因が欲しかったのだと思います。線維筋痛症だという見立てをして、それを捨てられなかったのでしょう。「違うのでは？」と思ったかどうかはわかりませんが。

この治療（医療機関）の問題点は、ステロイドは線維筋痛症には勧められない、とガイドラインにあるにもかかわらず使ったことです。まして、免疫抑制剤なんかとんでもありません。

しかも、それを二〇代の女性に投与するのは……。

この患者さんは、二〇代にもかかわらず数年間ステロイドを使用していたため、軽度の骨粗しょう症、生理不順、廃用症候群になっていました。

ステロイドをやめ、運動療法とビタミンDの投与（骨粗しょう症の治療でもあります）を開始したところ、一年ほどで体力が回復し、休職していた職場に復帰できました。

第五章

本当にイタい日本の痛み事情

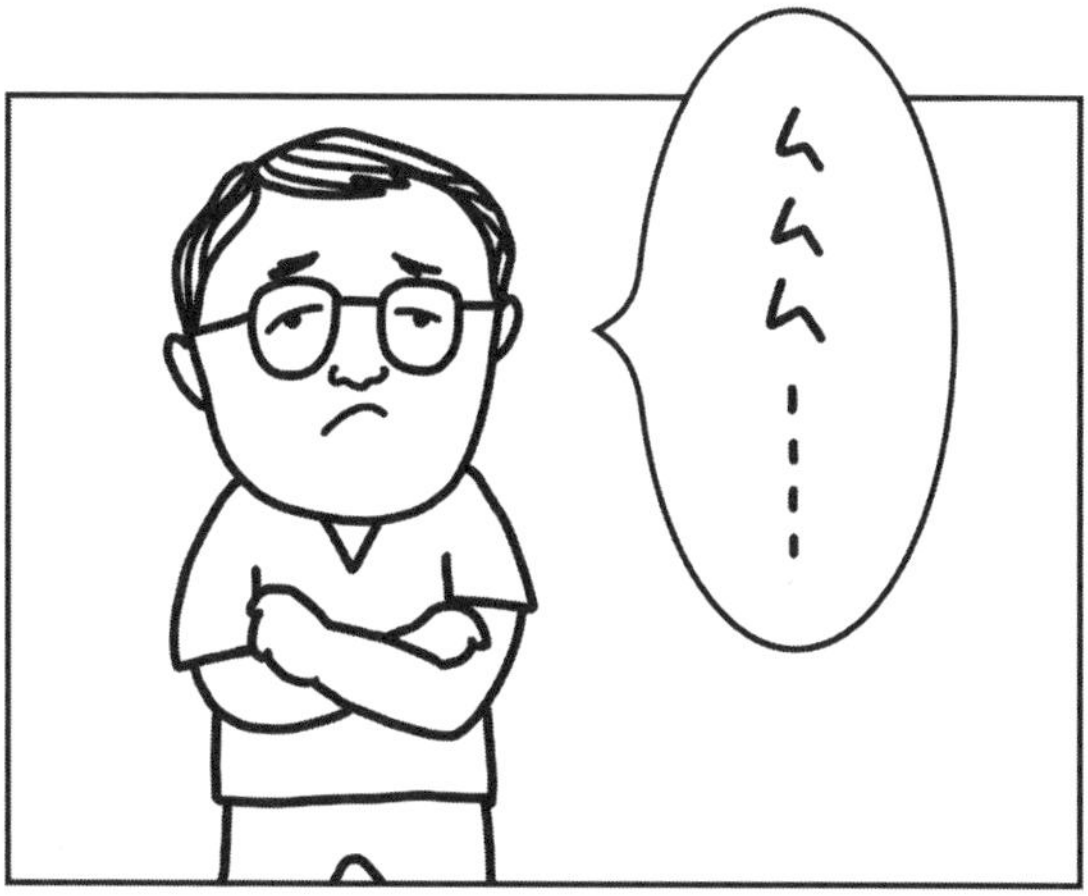

筋肉の重要性とトリガーポイント

ここまで腰痛をはじめとする慢性痛について、実際に私が担当した患者さんの例を挙げ、お話ししてきました。

最後の章では痛みを治すため、今後の課題についてお話ししたいと思います。課題、問題点であると同時に痛み治療の最前線という言い方もできるでしょう。

じつは医学の歴史のなかで軽視されてきたのが筋肉です。

医学の検査のほとんどは内臓や骨を診ることに特化してきています。

しかし、痛みに関しては筋肉が引き起こすケースが非常に多いのです。筋肉が痛みを引き起こす原因＝トリガーポイントなのです。トリガーは引き金の意味です。

にもかかわらず、筋肉が軽視され続けているのは、ＭＲＩなどの画像のインパクトによるところが大きいのだと思います。ＭＲＩに写るのは骨や軟骨や神経です。筋肉も写りますが、トリガーポイントが示されるような意味のある形では写りません。

診断法のせいもありますが、根本的要因として筋肉が慢性的に強い痛みを起こし得る、ということが日本では医師にはほとんど教えられていないことがあります。「筋肉痛」は、放置しておいても自然によくなる簡単なもの、という認識しかないのです。

画像で見ることが可能なものと痛みには必ずしも相関関係はありません！画像に写っている部分を見てそこに痛みがある、あるいはそこが原因になって痛みが生じている、というふうには診断できません。

骨は治っても痛みは消えない、というケースが多いのです。

トリガーポイントはどこにある？

痛みの原因になるトリガーポイントを見つけて治療すればいい、ということになりますが、なかなかそう簡単にいきません。

トリガーポイントを見つけることと、トリガーポイントがなぜそこにできたのかを探ることは別問題です。

トリガーポイントを見つけることはある程度熟練してくればできるようになります。ただ、なぜ（姿勢などの単純な生活習慣か、ストレスなどの心理社会的要因か、など）そこにトリガーポイントができているのか、を探る人は少ないのです。

ですから、トリガーポイント治療を行って効果が出ても、しばらくするとまた再発するのです。

まずはトリガーポイントがどこに、なぜ存在しているのかを見極めなければなりません。患者さんから「夜、眠れない」という話が出てくれば、そこにトリガーポイントができる要因があるのかもしれないと見当をつけます。そして、睡眠時無呼吸症候群の可能性、睡眠薬を使用しているかどうか、お酒を飲むかどうかなどを一つ一つ考えていきます。

アルコールには入眠作用がありますが、分解される過程で発生するアルデヒドは前述したように目を覚まさせる覚醒物質であるため、眠っているときに中途覚醒が起きてしまいます。睡眠のパターンが乱れることから体調不良になり、痛みにつながっていく可能性があります。

そこで、飲酒の習慣がトリガーポイントになって痛みへの連鎖が生じていないかどうかに注意する必要があります。

筋性のトリガーポイントは、必ず筋肉にあり、したがって身体に潜んでいます。トリガーポイントの治療については二つの問題点があります。

一つ目は、患者さんが痛いと言っているところだけしか診察しないため、他にある本質的な（一次性）トリガーポイントを見逃してしまうことです。これでは治療後一過性に痛みがよくなっても、また再発します。

二つ目は、治療の際に対象を外すことです。五㎜違えば別の筋肉になってしまう場合もありますし、同じ筋肉でも五㎜ずれれば治療効果は半減します。

身体のどこにどの筋肉が走っていて、どことどこをつないでいるのか、神経はどう走っているのかといった知識が、医師に欠けていることも珍しくありません。医師になる過程で解剖学や神経診断学といったジャンルの勉強がおろそかにされているのかもしれません。

医師が腰なら腰、肩なら肩と、専門の範囲しか熱心に診ないという傾向もあります。専門外の場所にあるトリガーポイントを見逃してしまうのです。

トリガーポイントが消えない理由

ＩＭＳ（Intramuscular Stimulation／筋肉内刺激法）治療という治療法があります。

筋肉のトリガーポイントに鍼を使って直接の治療を行います。

治療を始める前、痛みの程度が一〇だったとします。ＩＭＳ治療によって痛みが一〇→八→六と減っていったとします。それが六から八に戻り、一〇に戻ってしまうことがあるのです。

明らかに治療に効果がありながら、痛みが元に戻ってしまうとき、このときには必ず何か原因があるものです。

ひざが痛いと言っている患者さんにＩＭＳ治療の効果が出ていたときがありました。ところが、あるとき痛みがぶり返してきたのです。そのかたはお茶の先生をしていて、どうしても正座をしなければならない事情がありました。「正座をやめてください」とはなかなか言えません。

そこで「正座の時間をなるべく短くしてください」と指導しました。

筋肉のトリガーポイントへの治療を続けながら、職業からくるトリガーポイントとも戦わなければならないのです。

痛みが一〇に戻ったときにその原因を探そうとせずに、ただ同じ治療を繰り返すだけの医師もいます。

トリガーポイントが発生する理由と、それが消えない理由を考える必要があります。

ＩＭＳ治療は原因が明確な痛みには意味がない

もう少しＩＭＳ治療についてお話ししましょう。

ＩＭＳ治療は明確な原因がわかっている痛みには意味がないと私は考えています。

ひざや股関節の変形性関節症が原因であれば、専門医のところで手術を受けるのがいちばんいいと思います。

体重が腰やひざの痛みの原因となっている場合、ＩＭＳ治療を最初に行う必要はないでしょう。すぐに再発してしまうからです。

ＢＭＩが二五・〇〇以上で明らかに肥満傾向の場合、逆に一八・五〇以下で明らかにやせすぎである場合も、ＩＭＳ治療を受けるよりも自分でしなければならないことがあります。肥満であれば体重が身体に負荷をかけて痛みが発生していると思われますから、なんといっても体重を減らすことが必要です。二八・〇〇以上であればなおさらです。

ＢＭＩが二八・〇〇のかたが二五・〇〇未満にまでなって、まだ同じ場所に痛みがあるなら、そこで初めてＩＭＳ治療を考えてみようということになります。

やせすぎであれば筋肉が少ないことが痛みの原因と考えられますから、食事内容の改善と運動によって筋肉の量を増やすことが必要です。

高齢のかたの場合は認知症があるかないかも重要な要素です。認知症はＭＭＳＥなどで検査を行います。認知症によって思考が狭くなって痛みにとらわれてしまうのです。そのことによって痛みが増幅します。その場合も、ＩＭＳの出番ではありません。

また、「鎮痛薬が効かなくなったのでＩＭＳ治療をお願いします」と言われることもあります。この場合は、まず新たに炎症が起きているかなど、薬が効かなくなった原因を見つけるのが先です。

慢性痛を診断する医療関係者たちのダメさ加減

痛みに関する疫学的な統計が日本にはありませんでした。疫学は地域や集団の健康状態、病気の発生などの変化について考える医学の一ジャンルです。

厚生労働省も文部科学省も疫学的な対策を行ってこなかったのですが、やっとここにきて、痛みへの疫学的なアプローチの必要性、重要性に気づき、統計をとろうという動きが出てきてはいます。

疫学的なデータがあれば、痛みを抱えた人の身体的な傾向や生活習慣を把握することができ、治療に役立てることができます。

後述しますが必要性、重要性を指摘している地域医療、家庭医による診療も、疫学的な医療行為にあたります。

もう一つ日本の医療界に欠けているのが、医療経済学（Health Economics）的な考え方です。日本の大学の医学部には、医療を経済の面から研究する機関がなく、研究者もまれです。

超高齢化社会が進行する日本で、医療のコストを考えるのはとても重要なことです。

「赤ひげ」的な人情も大事ですが、それだけでは今の時代、医療は立ちゆかないでしょう。

慢性痛を抱える人が二〇〇〇万人という数字は、日本の人口の五分の一～六分の一にあたります。医療費は莫大なものになります。

がん生還者（Cancer Survivor）の痛み

原因がわからない痛み、病気であっても、対症療法を施すことは可能です。その例ががんです。直接的な原因はわからなくとも、日本ではがん全体の一〇年生存率は五〇％を超えてきています。

そこで、**「一〇年生存率五〇％」の先を考えなければなりません。**

「ガン生還者（Cancer Survivor）」の定義も重要です。アメリカでは五年生存率が五〇％で、九〇〇万人います（人口比で考えると日本には三〇〇万人がいることになります)。

治癒の定義も難しいものがあります。

治ったとはどういう状態なのか?

日常生活を送ることができるという意味なのか?

などの点が今後、議論されなければならないでしょう。

現実的には、そんな定義よりも、生還者の痛みのほうが切実で重大です。事実、痛みを訴える生還者は多くいます。

それは、

がんの転移による痛みなのか?

違うがんの可能性は?

慢性痛ではないのか?

といった視点から、その痛みがどういう痛みなのか、誰が診察するのかというところに、医療関係者は立たされています。

なのに日本ではほとんどの医療関係者がまったく意識をしていない状態なの

ですが……。

痛みを抱えている生還者が一〇万人いたとしても、がんの専門医はそこに関心をもちません。よく言われることですが、がんの専門医の多くはがん、それも治るがんにしか関心がありません。

治癒した人の痛みには見向きもしないでしょう。

がん患者の痛みの緩和に携わる医師にしても、どうすべきかわからないはずです。

「痛みセンター」とチーム医療の必要性

私が口を酸っぱくして医療界、行政に訴えているのが「痛みセンター」の設立です。

あそこの痛み、ここの痛み……などと専門化、区別をせずに総合的に診るところです。

私の試算では、各地の医療施設内に設置するとして、一カ所の人件費が約二億円です。二〇億円で一〇カ所の痛みセンターを設立することができるのですが……。

「痛みセンター」が設立されたとして、そこで緊急に必要とされるのがチーム医療です。

医師だけでは不十分です。乳がんで言えば、がんの治療をする医師、痛みの治療をする医師（ここで女性であることの特殊性が出てきますので、女性医師のほうが望ましいでしょう）。むくみをとる運動や日常生活動作の指導をする理学療法士・作業療法士、心理社会的な問題に対応する臨床心理士やＭＳＷ（医療ソーシャルワーカー）、さまざまな薬剤を使うのでその相互作用などを考慮する薬剤師、手術した側の上肢が使いにくくなることもあるため料理の指導などから栄養状態を管理する栄養士、そして細かく患者さんとコミュニケーションをとりつつチームの各メンバー間の連絡役にもなる看護師などが必要となります。

患者さんの日常生活や社会参加に関しては、地域の協力が必要になってきます。

私も神奈川県横浜地域でケアマネジャーやソーシャルワーカーのかたたちと話す機会を設けています。痛みに苦しむ患者さんたちが置かれている現状を説明し、緊急時に必要になる医療知識を共有するのが大きな目的ですが、みなさん熱心に耳を傾けてくれます。

「治してください」では治らない

- ●痛みはどこで感じるのか？
- ●慢性の痛みと急性の痛みの違い
- ●慢性痛がこじれやすい理由
- ●診断名の意味

などの話をした後、ケアマネジャーやソーシャルワーカーのかたから必ず聞かれるのがこの質問です。

「具体的に何をすればいいのでしょう?」

私の答えは、

「わかりません!!」になってしまいます。

ケアマネジャー、ソーシャルワーカーの一人ひとりがどのように勤務しているのか、痛みを訴えるかたとどのように接しているのかはわからないからです。

患者さんの痛みについてもわかりません。

ケアマネジャー、ソーシャルワーカーのかたが患者さん一人ひとりに、そしてそれぞれの痛みに向き合ったなかで「具体的に何ができるか」がわかってくるはずです。

私も個々の患者さんと向き合うなかで、その場合その場合で「具体的に何ができるか」を見つけていきます。

少々厳しい言い方になりますが、患者さんもケアマネジャー、ソーシャルワーカー、医師と向き合って一緒に何ができるかを考えてもらわなければ痛みはよくなりません。

「治してください」といった態度では、どんなにいい治療を受けようと、よくはなりません。

自分に何ができるか、何をすべきかを考えるところから痛み治療がスタートします。

サステイナブルな医療活動で痛みへの対策を

地域ぐるみで医療を考えることは、総合医療の一環としての取り組みということになります。

日本ではなかなか進まない分野です。

大学の医学部でも、若い人たちが総合医療の重要性はわかっていても、その分野に進んだ後の未来が見えないせいで定員割れを起こしているのが現状です。

たしかに、実家の病院を継いだほうが楽ですから。

総合医療は国の政策でなければ、進行しないのではないかと思います。
総合医療という言葉は大げさに聞こえてしまうかもしれませんが、サステイナブル（持続可能）に機能する医療制度をどうつくっていくかの問題です。
医療分野を目指す次の世代の若者への教育、意識喚起も必要でしょう。

そこで一案として考えるべきなのが、総合医療よりも実現性が高い家庭医療（Family Medicine）制度です。

各家庭を家庭医が常に見守っているシステムです。国民皆保険制度がありながら、この家庭医療制度がないのは日本ぐらいのもので、オーストラリアやヨーロッパでは家庭医に「株」のような仕組みがあり、定員制によって入れ替えが行われます。それによって質を担保しています。

しばしば医師は見逃している

この本のタイトルで使っている「誤診」という言葉には、医師が自分の知らない領域を見逃している現状、その意味も込められています。

医師になる過程、また医師になってから教わっていないこと、知らないことを見逃したことが誤診だとするならば、今後、誤診は増える一方ということになるでしょう。

日本はこれまで世界中、どこの国も経験したことのない高齢化社会への道を進んでいます。寿命が延びるなかで身体に何が起きるのか？　誰も教わっていないし、知らないことです。

これまでの概念になかった事態が人間の身体に起きてくることでしょう。

教わっていないこと、知らないことにもどれだけ対処できるか？　それが医師に問われています。

レントゲンがもたらす「逆プラシーボ効果」

また別の患者さんの例です。

腰が痛い、と言うので、診察してみると、首から肩にかけてガチガチにこっていました。

首から肩を治せば、腰も――腰が本当に痛いのだとして――よくなるはずです。私はそう考え、ストレッチを勧めました。

それで、ストレッチを二、三回やってみたそうです。

二、三回ですぐによくなるとも思えないのですが、

「ストレッチではよくならないようです。レントゲンを撮ってください」

と言うのです。

レントゲンについては、この本のなかで何度も言及しているとおり、痛みの

治療にはほとんど効果がないと考えています。

急性、慢性を問わず、私は腰痛の患者さんのレントゲン写真は撮りません。意味がないからです。

痛みはレントゲンに写りません。ほとんどの痛みは筋肉に原因があります。骨が折れているとか、ずれているのであれば、レントゲンに写ります。しかし、痛みを引き起こしている筋肉の状態は写りません（もう一点、レントゲンによる被曝の問題もあります）。


痛い人、痛くない人、一〇〇〇人のレントゲン写真を撮って専門医に見せたとしても、この人には痛みがある、この人にはない、ということはわかりません。もちろん交通事故などで病院に担ぎ込まれた場合など、骨の状態を見たいときには有効です。


患者さんの話に戻ります。

レントゲン写真に写った目に見える「痛みの証拠」が欲しかったのだと思い

ます。

目に見えるものが患者さんを安心させるのかもしれません。

しかし、それを差し上げることはできません。原因が写っていない（写るわけがない）レントゲン写真をお渡ししたところで、それは患者さんをミスリードするだけです。

「ここが悪いんだ」という悪しき思い込みを誘発する「逆プラシーボ効果」をもたらすだけです。


こんな例もあります。

グラフ（153ページ）は、上の線がレントゲン検査で変形性関節症が発見される確率と年齢の関係、下がCT、MRI検査によってヘルニアが発見される確率と年齢の関係です。

五〇代、六〇代になるとほぼ全員が痛みを抱えている（または予備軍）ことになってしまいます。

痛みで病院に行ったとして、担当になった医師がCTやMRIの結果をそのまま信じてしまうようであれば、即手術ということにもなりかねません。

離婚や転職を勧めることもある

痛みを治すとは何を治すことなのか？　と考えはじめると、これは非常に難しい問題だと思い至ります。

これまでの痛み治療のなかで、離婚を勧めたこともあれば、異動願いを出すことや転職を勧めたこともあります。

これも医師としての仕事の範疇というのが私の信条です。

そういう経験のなかで、何度も言及してきましたが、診察のとき患者さんにこのように尋ねます。

「何がいちばんお困りですか？」

痛みで困っているから私のところに来ているのは重々、承知しています。生

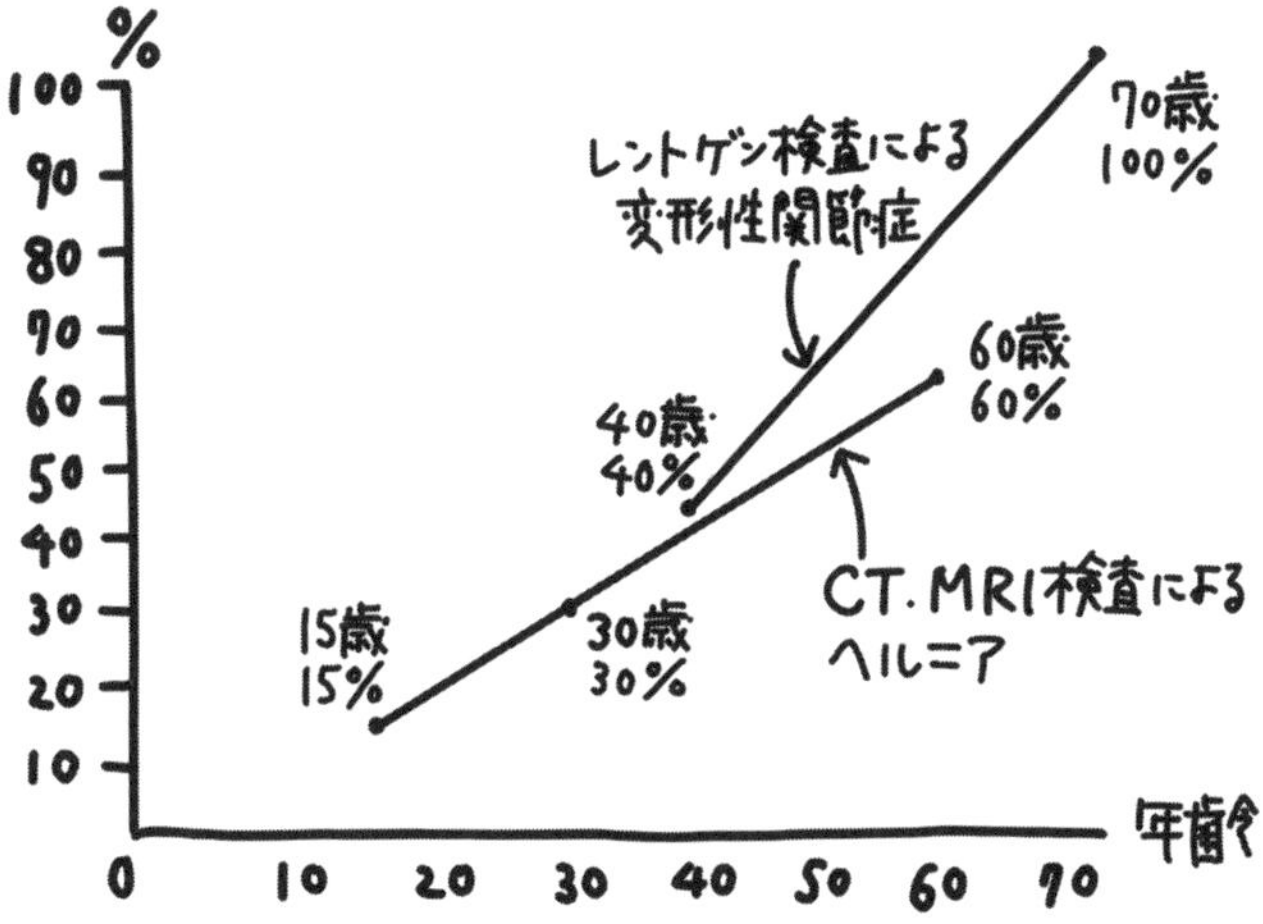

上の線グラフはレントゲン検査で変形性関節症が発見される確率と年齢の関係、下はCT、MRI検査によってヘルニアが発見される確率と年齢の関係です。50代、60代になるとほぼ全員が痛みを抱えている（または予備軍）ことになってしまいます。一人ひとりへの対応が医師には求められます。
Seattle:SpineMate Publicationより

活のなかの困りごとがストレスとなって身体に負荷をかけ、痛みになっているケースがあまりにも多いからです。

家庭内暴力（DV）が最大の悩みごとになっていて、それが痛みにつながっている場合は離婚も勧めますし、単に異動や転職を勧めることもありますが、それよりも多いのは異動や転職に必要な資格の取得を勧めることです。それによって、人生の目標ができることにもなります。

実際によくなった例としては、ある物流会社の事務系社員が、昇進のためには一定期間現場を経験しなければならないという内規、あるいは暗黙の慣例があり、荷物を扱う部署に回されました。ところが、それが重量物を扱う部門で、半年もしないうちにひどい腰背部痛になってしまいました。

そこで、現場（の大変さ）を体験するという目的はまさに身をもって達したのだから、元の事務系に戻してもらいなさいとアドバイスしました。元の職場に戻り、一件落着となった例があります。

このようなかたの場合は、徹底的な減量を勧めつつひざにできるだけ負担のかからない筋力強化を行います。たとえば、物につかまって立って、ひざを伸ばしたまかかとを上下する、椅子に座って、ひざを伸ばしたまま脚をゆっくりと上下させる（場合によっては軽めの重りをつけて）などです。

歩けばいいというものではない

五〇代で身長が一五三cm、体重が七〇kgという女性の患者さんがいました。BMIは二九を超えています。明らかに肥満が腰やひざの痛みの原因になっている状態です。

何よりも体重を減らすことが必要ですが、運動の習慣ゼロ。日頃、まったく運動をしていないかたでした。

「運動してください」

と私も言ったものの、どの程度の運動を勧めればよいのか考えなければなりません。**いきなり一〇km走ったりしたら、ひざなどを悪くしてしまいます。**

では、歩けばいいと思われるかもしれません。

しかし、そうでもないのです。

歩くことが身体にいいことは確かです。ですが、ただ歩けばいいというものではないのです。

歩くことは世の中で思われているほど万能ではありません。

東京のサラリーマンは平均で一日に四〇分歩いていると言われます。ただ歩くことで健康が維持されるなら、高血圧や糖尿病のサラリーマンはいなくなってしまうでしょう。


その人に応じた運動を指導する必要があります。

先ほどの女性の患者さんの場合、歩くだけでひざに負担がかかってしまうので、低い台に上ったり下りたりする運動を勧めました。少し筋肉がついてくれば、腰や肩などの筋肉とバランスがとれて上半身にも効果があるはずです。

歩行は学習によって体得するものです。いい意味でも悪い意味でも、いつでも再学習してしまう可能性があるのです。

痛みを訴える人の多くが身体に負荷をかける歩き方をしています。特に女性はハイヒールを履くこともあって、妙な筋肉の使い方をしているなと思うときがあります。ひざが曲がっていたり、反り腰（骨盤前傾）という状態になっているかたが多くいらっしゃいます。腰の筋肉に負荷がかかり、腰痛の原因になってしまいます。

ガニ股になっていないかどうかもチェックしてみてください。ガニ股は股関節の内転筋と外転筋のバランスが悪い（内転筋が弱い）ことによるものです。筋肉だけでなく姿勢全体に大きな負担をかけます。

自分に合った歩き方をするのがいちばんいいのですが、いい歩き方とは上半身の腹筋や背筋も使った歩き方のことになります。

歩くこと一つとっても、大変、難しいのです。

どこも痛くない元気な人は歩けばいいのです。私も勧めるでしょう。

ただ、元気な人は病院に来ませんから。

医師のリテラシー、患者のリテラシー

六〇代後半、腰とひざが痛くて立つことができないという女性の患者さんがいました。先が四つに分かれた歩行補助用の杖をつき、手すりに頼って歩いていました。いくつかの病院を経て私のところに来たのですが、他の病院で撮ったＭＲＩの画像なども何も持っていませんでした。患者さんにデータを渡さない病院も多いようです。

その人は「立つと痛い」と言うだけです。

話を聞いていくと、六五歳のときに脳梗塞になり、要介護の状態なのだと言います。「要介護２」「身体障害２級」の認定を受けていました。全身の筋肉が衰えていることと脊柱管狭窄症を他の病院で指摘されたようですが、私の目からはＡＬＳ（筋萎縮性側索硬化症）の可能性も感じました。

他の医師はその可能性を考えなかったのか？

患者さんの全体を見ずに、一部しか見ていないのではないか？

などいろいろ考えました。

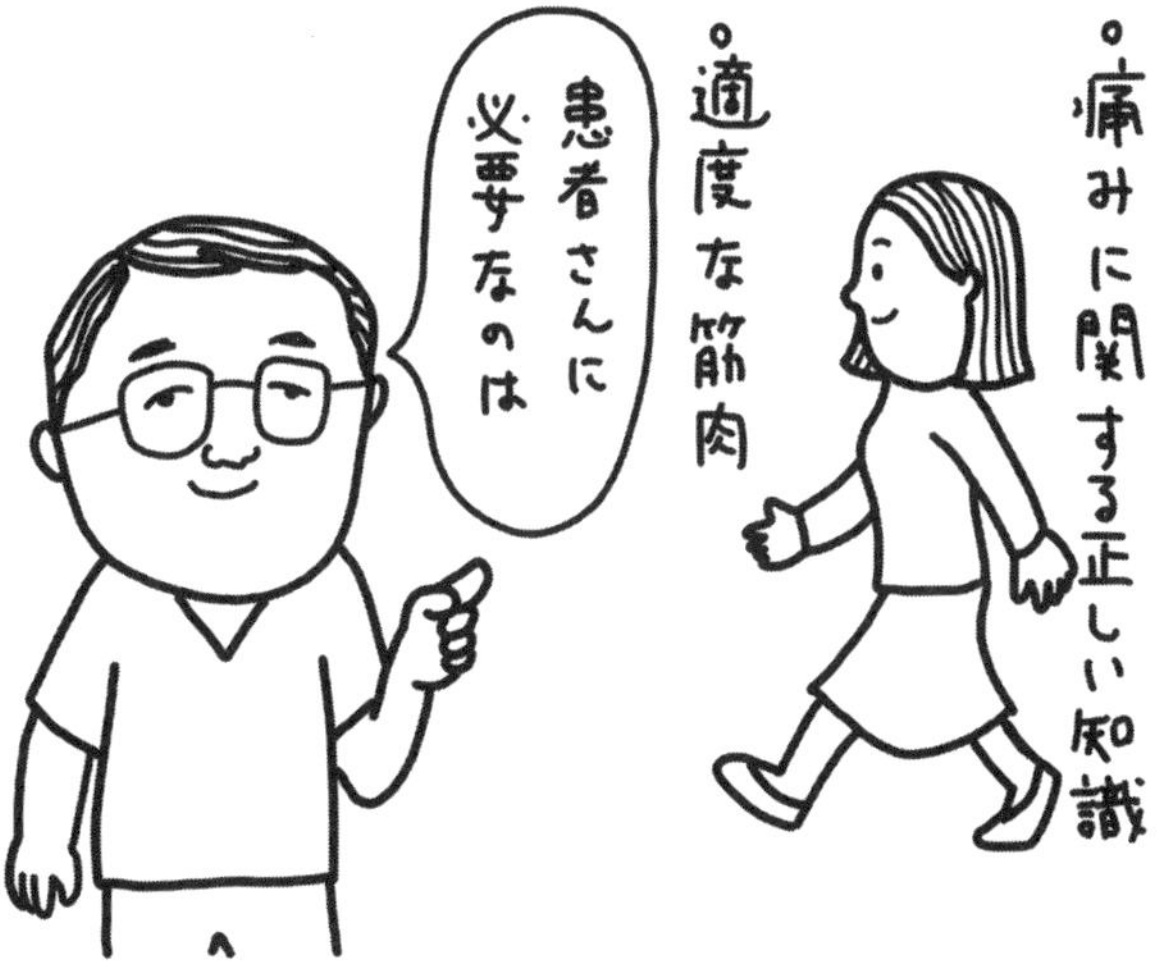

痛みを抱えた患者さんに必要なのは痛みに関する正しい知識と適度な運動です。いい医師を選び（医師はあくまで手段です）、痛みを伝えられるようにリテラシーを高めてください。同時に医療関係者も痛みに関するリテラシーを高める必要があると強く思います。

医師は神様ではありません。患者さんにとっての手段でしかないはずです。

医師もリテラシーを高めなければなりません。

同時に患者さんがたにもリテラシーを高めていただきたい。

いい医師を選んでください。

そのために優秀な患者さん（Medical Consumer／医療消費者）になってください。

医師や病院に関する質のいい情報を求めてください。

三回、腰の手術を受けたけれど、痛みが消えないという患者さんが私のところに来ました。

二回の手術で治らなかったときにどうして考えなかったのか？

リテラシーとは、そこです。

発達障害など、これまでなかった概念から発生する痛み

そして、間違わない医師もいません。

私自身、一〇年前は未熟だったと思います。

当時は発達障害であるとか、ＭＣＩ（軽度認知障害）などの概念がまだありませんでした。あったとしても、痛みと関連づけて考えるという方法をまだ私は知りませんでした。

今、これまでになかった概念から痛みが発生しています。

前述しましたが、四〇代の男性が全身の痛みを訴えて私のところに来ました。仕事ができそうなかたで、バリバリ働いていたようです。ひどいストレスを抱えていましたが、うつ状態ではなさそうでした。そこでピンときたのが発達障害でした。

発達障害の例として、非常に優秀でありながら何かの能力が抜け落ちているというものがあります。この男性もまさしくそうでした。部下のマネージメン

トをする能力がなかったのです。

痛みを感じはじめた時期も、会社で昇進し部下をもったころと符合しました。部下とのコミュニケーションがうまくとれず、

「これなら、自分ひとりで仕事をしたほうが早いし、楽だ」

と思い、悩んでいたようです。

それがストレスとしてのしかかり、全身の痛みになったようです。

日本では忖度《そんたく》、空気を読む……など、場に合わせることが求められる局面が多々あります。社会でも会社でもジェネラリストが求められます。ジェネラリストとして周囲に合わせることが極端に苦手な人がいるのです。

アメリカなどでは組織のなかでジェネラリストを目指すならジェネラリストとしての、スペシャリストが向いているのであればスペシャリストとしての道が用意されているものです。人は一人ひとり違っているという考え方が前提になっています。

発達障害の「治療」の第一歩は、自分が発達障害であることを受容し、優れ

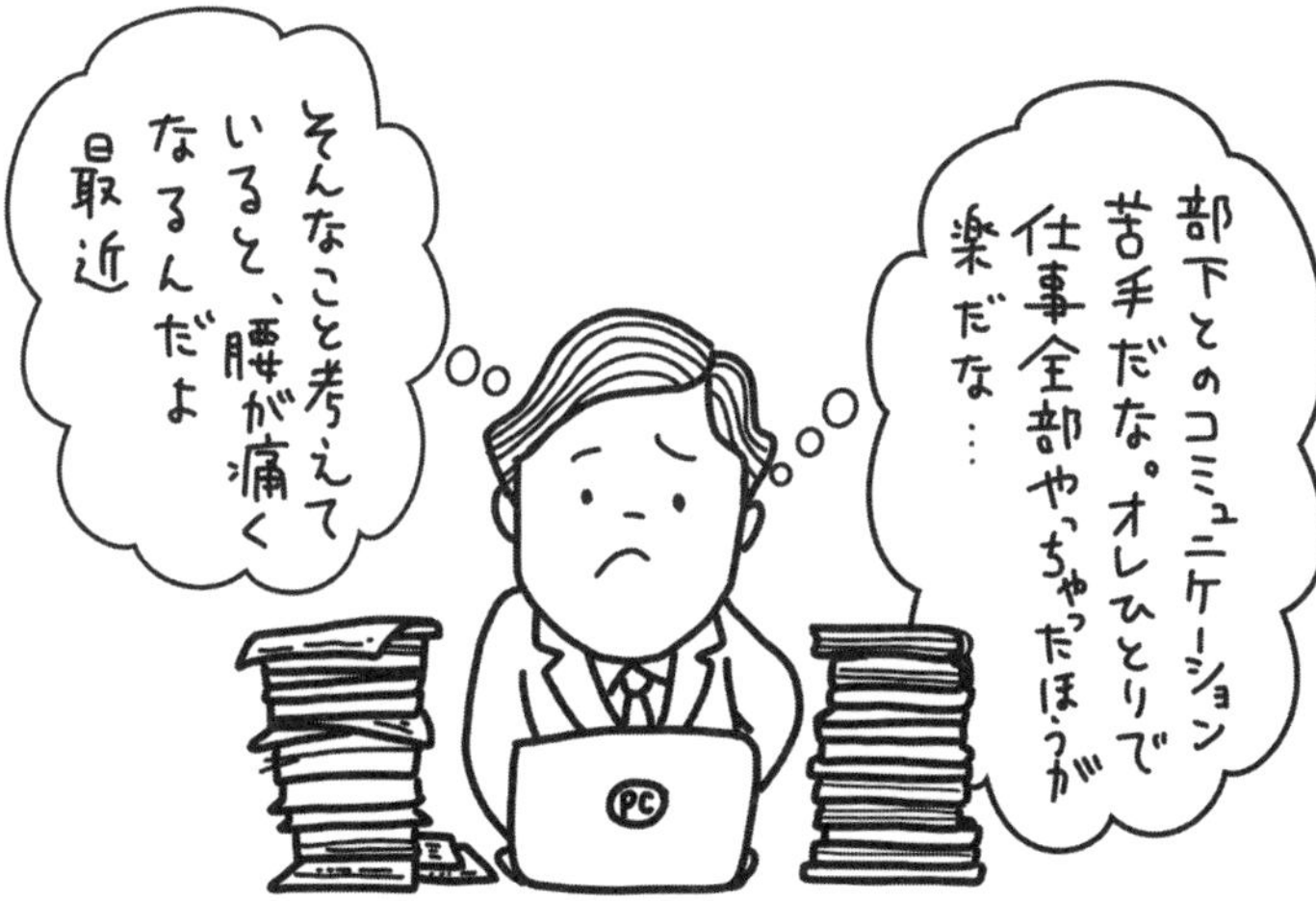
部下とのコミュニケーション苦手だな。オレひとりで仕事全部やっちゃったほうが楽だな…
そんなこと考えていると、腰が痛くなるんだよ最近

全身が痛いという四〇代の男性です。仕事もバリバリできそうでした。会社での昇進を機に部下とのコミュニケーションが必要になり、それが大きなストレスになったようです。発達障害が原因でコミュニケーションが苦手、そしてストレスから痛みが生じていました。

ている部分、落差がある部分はそれぞれどこかを認識して、それに対処することです。

残念ながらこのかたは、自分が発達障害であるということを受け入れることができず、ドロップアウトしてしまいました。

まだ若く、さらに全体的な能力も高い方だったので、非常に残念でした。

現在、発達障害は一五～一八人に一人の割合だとも言われています。

薬と痛み

痛みを抑えるために使われる薬にも注意が必要です。

一言ことわっておくと、原因がわかっていて、そのために有効な薬を使用するのであればいいでしょう。しかし、原因がわからず治療法が見いだせないために、「とりあえず何か出しておこう」という具合に薬が使われる場合は大いに問題があります。

線維筋痛症に使われるリリカなどの薬は大脳に影響を与えます。睡眠薬もそうです。

大脳皮質の抑制につながる可能性もあります。空間認知ができなくなったり、言葉や文字の認知ができなくなるなど、寝たきりや車椅子での生活を余儀なくさせられることがある状態です。原因（薬剤性）を認識して、早めに手を打てばほぼ完全に回復します。もちろん、原因に気が付かず、放置すれば非可逆的になる場合もあります。

そういう面から言うと、医療関係者に問題がある「難治性」です。薬にはリスクがあることを覚えておいてください。


最近、痛みに漢方薬を使うことも増えてきています。

私自身、肩がこっているなと感じたときに、葛根湯を飲むことがあります。こりが慢性化しないうちに飲むと効果があるように思います。

しかし、病院によっては痛みの原因がわからないままに、これまで使ってきた西洋医学の薬に効果がないので「漢方を使ってみるか」程度の理由で漢方薬を選ぶところもあります。

さらに言うと、漢方薬は副作用が少ないという思い込みもあるようです。実際には、漢方薬でひどい副作用を起こす場合もあります。

また、何種類もの漢方薬を出されていて、それを飲むとお腹がいっぱいになってしまい食欲不振になっていた……などという症例もありました。

いずれにせよ、薬には効果もありますが、副作用、そして副作用以上の害を及ぼす可能性があります。

薬についても医師とよく話してみてください。

痛「み」と三つの「み」

医師は病気そのものだけなく人間全体を見ているわけですから、自分の専門以外のことにも目を向ける必要があると思います。それで自分の手に負えないと判断したら、別の専門の医療関係者に任せることも重要です。

私の場合、痛みからいったん、離れて、患者さんが抱えている悩み、ストレスを見ることを重要視しています。結婚や離婚、ＤＶといった、とてもプライベートでデリケートな部分にまで踏み込むことも珍しくありません。

その人の痛みはその人の不安や悲しみと非常に強く結びついています。怒りも原因になるでしょう。分けて考えることはできません。

うらみ（恨み）
つらみ（辛み）
そねみ（嫉み）

この三つの「み」が三位一体になってこじれた痛「み」を引き起こしているとも言えます。身体のどこかに痛みがあれば、きっと人は自分のことしか考えられないでしょう。その状態はとても不幸だと私は思います。

慢性痛の不思議

腰痛などの慢性痛は高齢者に多いと思われがちですが、そうでもないのです。また、農村や漁村よりも都市部のほうに多いというのも不思議な点です。原因が身体に対する負荷だけではないのだと思い当たります。

身体への負荷も多様になっています。

ある歯科医師と話していたとき、子どもの歩きスマホの話題になりました。**歩きスマホはずっとうつむいてしまうことで、あごと口がすぼまってしまいます。それが歯列の成長によくないのです。**ひどい場合には、それが原因で手術が必要になってしまうケースもあります。

あごの発達も妨げてしまいます。それが咬合障害や顎関節症につながってしまうのです。

これは歩きスマホをやめれば予防できることです。

慢性痛を取り巻く事情

日本以外の国々でも、高齢者の医療費は大きな問題になっています。「痛みセンター」を設立し、啓発活動を行うことが急務です。

啓発の対象は痛みに悩む人たちだけでなく、医師、看護師など医療関係者も含まれます。医療関係者は専門バカになりやすいものです。

患者さんには、いい医療消費者になってもらうための啓発を行う必要があります。

医療経済学的な側面から見れば、

慢性痛を発症

←

痛みセンターを訪れる

←

啓発／痛みについての知識、考え方を身につける

←

一般の市民へのさらなる浸透

という流れが望ましいでしょう。

本当は家庭医レベルが慢性痛のことを十分に知っていて、ゲートキーパー（命の門番）になってくれるのが理想です。

医療関係者だけでは痛みについての理解は広まっていきません。さらに製薬会社など「痛み産業」との関連も考慮する必要があります。

アメリカやオーストラリアの例

アメリカの例ですが、帯状疱疹後神経痛の予防として六〇歳以上の一〇〇万人に水疱瘡のワクチンを接種しました。

副作用などワクチン接種によるリスクやコストと、ベネフィット（もたらされる利点）を比べた結果、ワクチンで防いだほうがいいということになったのです。

接種は五～一〇年ごとで、六五歳で最初の接種を受けた人が次回の接種を受けるのは七〇歳か七五歳のときになります。

水疱瘡のワクチン摂取によって帯状疱疹後神経痛を防ぐことができています。

医療関係者への啓発が進んでいるのはオーストラリアです。

一九九〇年代以来、ＮＰＯ（民間非営利団体）、州政府、外郭団体などがいろいろな活動を行っています。

オーストラリアにはＧＰ（General Practitioner／総合診療医）制度というものがあります。日本のように患者さんが自分の判断で整形外科に行ったり、心療内科に行ったりするのではなく、まず総合診療医の診察を受けます。そこで総合診療医が必要があると認めれば専門医を紹介されるというシステムになっています。

総合診療医は認定制です。「GP数」というものが決まっていて、何年かに一度、研修に参加することで更新されます。研修内容の概要は一般にも公開されているため、十分な知識がないと、患者からクレームが来て、GPのポジションを失ってしまうこともあるようです。

オーストラリアのビクトリア州では、一九九七～九九年の三年間で一〇〇〇万オーストラリアドル(当時の日本円換算で約九億円)を慢性腰痛キャンペーンに集中的に使いました。またその後、毎年八〇～九〇万ドルを維持のために使っています。すると、医療費の腰痛分だけで毎年二・四億オーストラリアドルの削減ができた、という話です。

厚生労働大臣がテレビコマーシャルやポスターに登場して「一人ひとりの努力」を訴えるなど、キャンペーンを続けました。

「一人ひとりの努力」とは医療消費者＝患者さんへの啓発です。

慢性痛対策を何も行っていないのは日本です。

そして、対策の必要性をわかっていながら、できていないのがアメリカです。アメリカはオバマケアの効果も限定的なため、やはり医療保険の主流は民間の営利会社です。そこで、治療のコストパフォーマンスがもっともよい（長期的に見て、治療費がもっとも安くなる）方法を推奨します。

すると、特にこじれた慢性痛に対しては、痛みセンターでの集学的な治療が、今までの治療よりもコストパフォーマンスがよいというデータ（各社が持っている内部データなので、外に出ることはないようですが）が蓄積されてきたようで、痛みセンターに送られてくる患者数がここ数年増えている、とユタ大学の痛みセンターの友人が話していました。

痛みセンターを機能させ、痛みのケアを行うには、医師、理学療法士、臨床心理士、柊痛治療の専門教育を受けた看護師など、職種の壁を越えて取り組まなければならない大事業です。

日本はまだ痛み治療のスタートラインにもつくことができていない状態です。

痛みやこりを引き起こす筋肉を知ろう

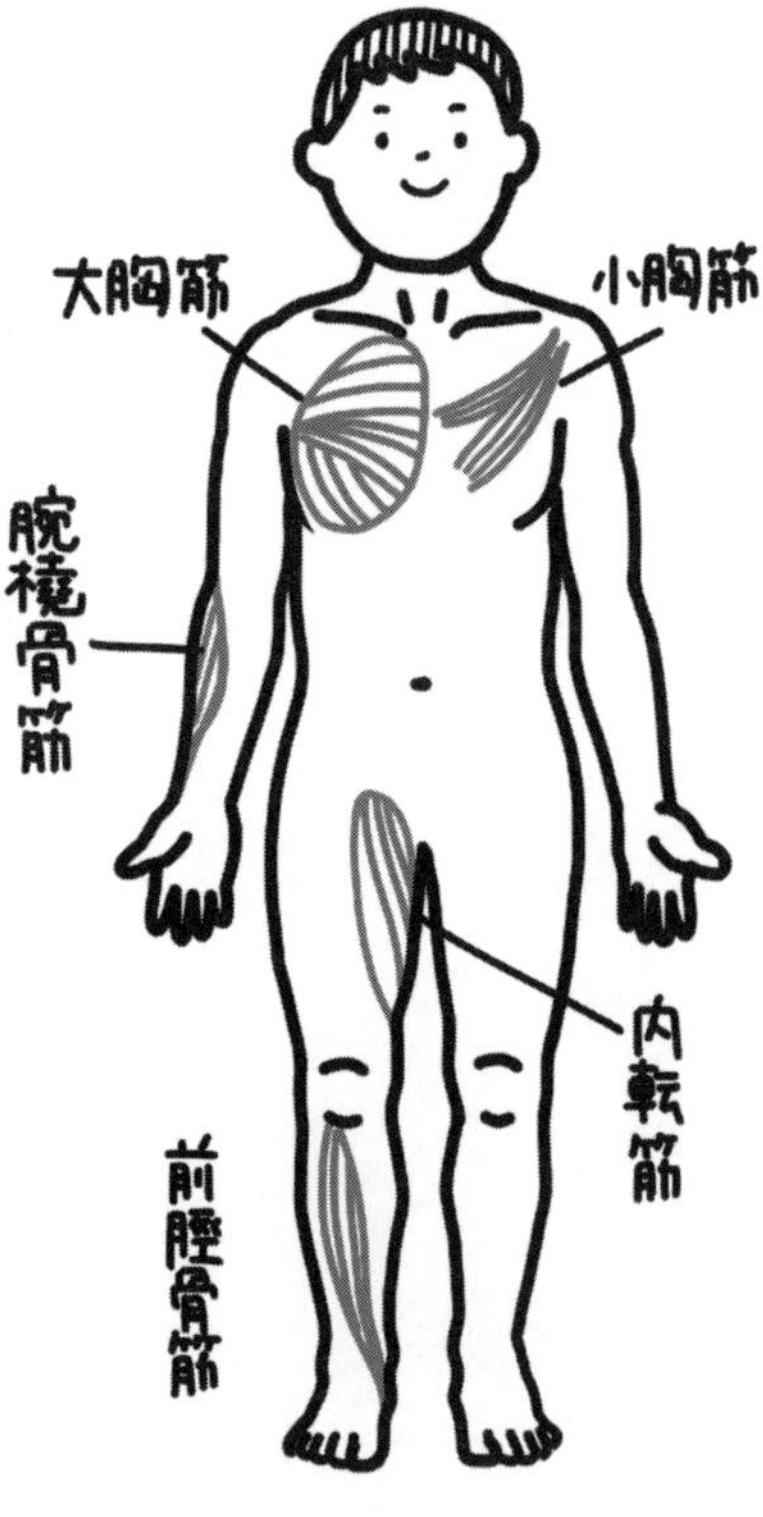

こりと言えば肩こりが思い浮かびます。このページでは肩こりに関連する筋肉を示しています。言語によって肩を指す範囲は違い、日本語の場合、首〜背中にかけての部分を肩と呼ぶことが多いと思います。肩こりが日本人になじみ深いのもその範囲が広いせいです。

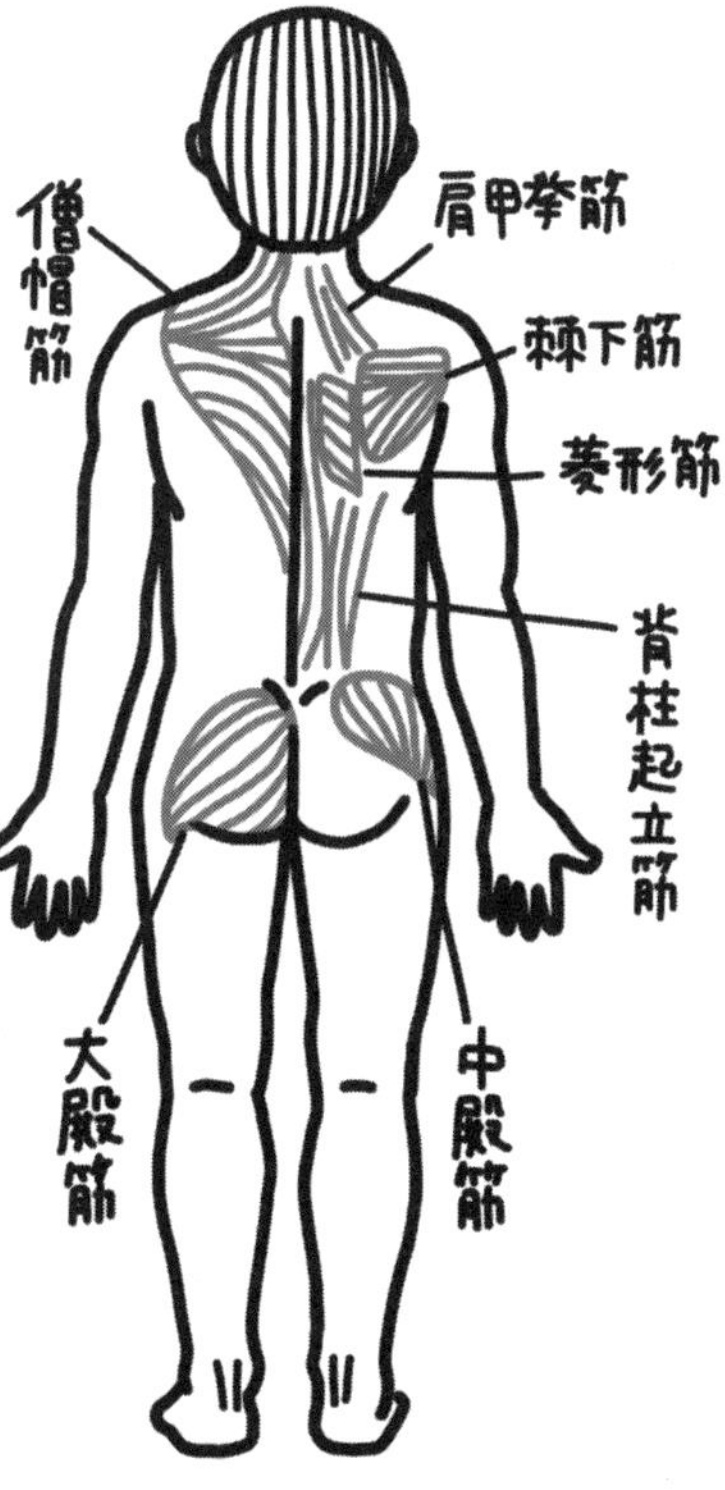

肩の筋肉をほぐして肩こりや痛みが消えたとしても、原因が解消されていなければ再発することが多いでしょう。図で示した他の筋肉のケアも必要です。湯船につかって血行をよくしたり、ハイヒールをやめてみたり、日常生活のなかでの工夫も重要です。

痛みとこりに効く毎日できるストレッチ

腕と肩

身体の表面に近い筋肉のこりはストレッチなどでほぐすこともできます。手が届きにくい場所ならテニスボールを使うのをおすすめします。肩こりには痛み止めは効かないと思ったほうがいいでしょう。効いたとすれば内臓の炎症など他の病気の可能性もあります。

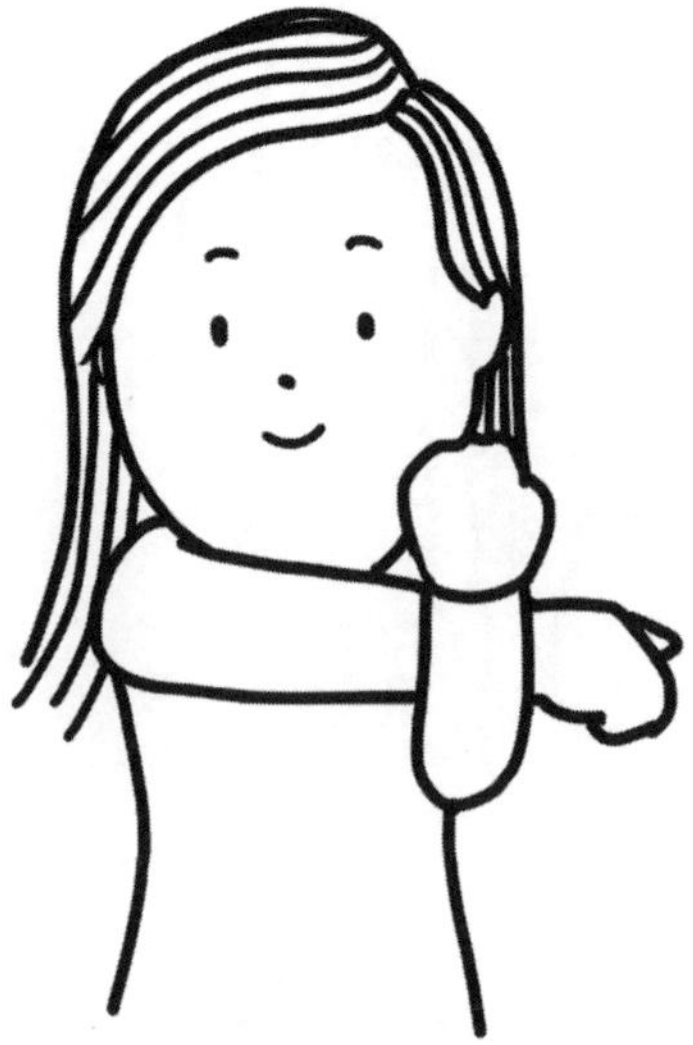

前に伸ばした右腕を左手で胸のほうに引き寄せます。引っ張って伸ばして10秒キープ。3回繰り返したら、反対側も3回行います。

◎テニスボールでほぐす

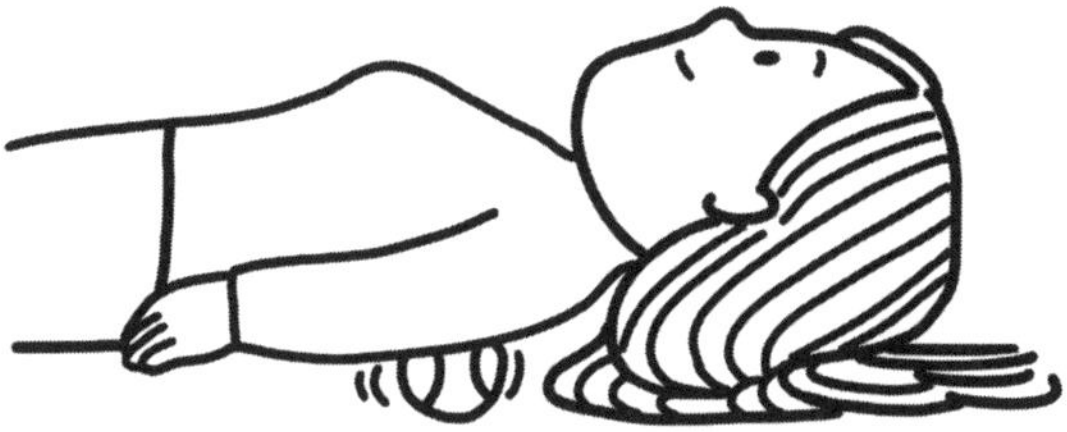

手の届きにくい場所はテニスボールを使ってみてください。仰向けになって身体と床の間にテニスボールをはさみ、痛い場所をほぐします。オフィスで椅子の背もたれとの間にはさむのもいいでしょう。

◎指でほぐす

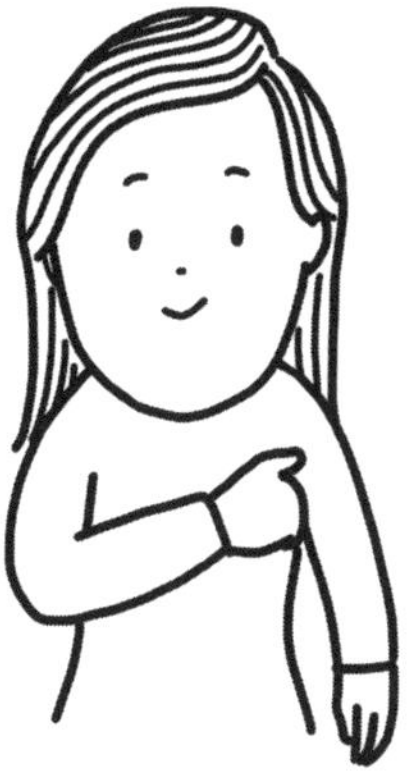

一カ所につき10～15秒、押してみてください。朝と入浴の後や寝る前など、1日に2～3回を目安に行うのがいいでしょう。

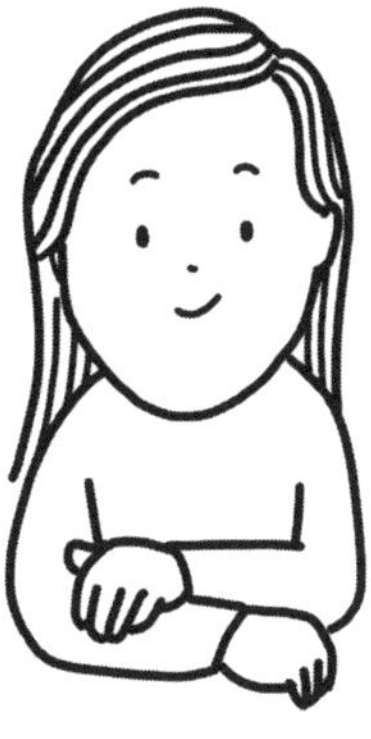

いちばん痛い場所をさがしながら親指で押しながらほぐします。痛い場所が見つかったら、痛気もちいいところを押し込むように。

首

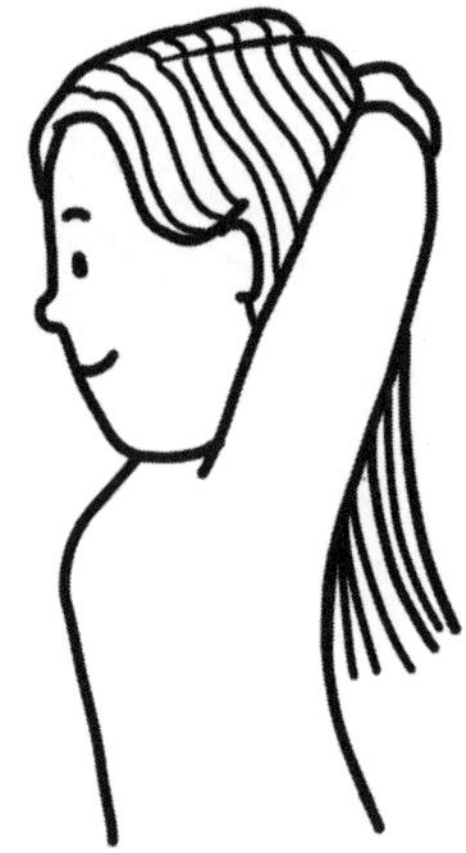

首の後ろの部分を伸ばすストレッチです。背中を伸ばして頭の後ろで手を組みます。腕の重みで頭を前に倒します。

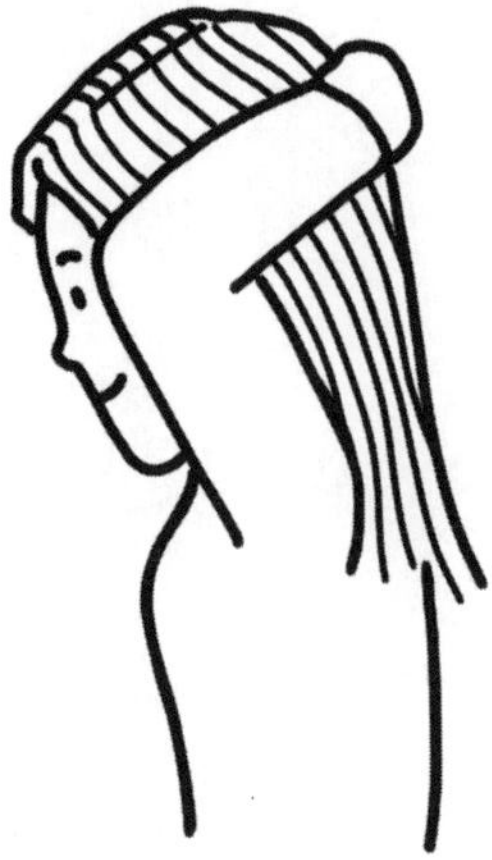

頭を前に倒したら、そのまま10秒キープしてください。3回行ったら力を抜きます。こりや痛みにはストレッチが有効です。

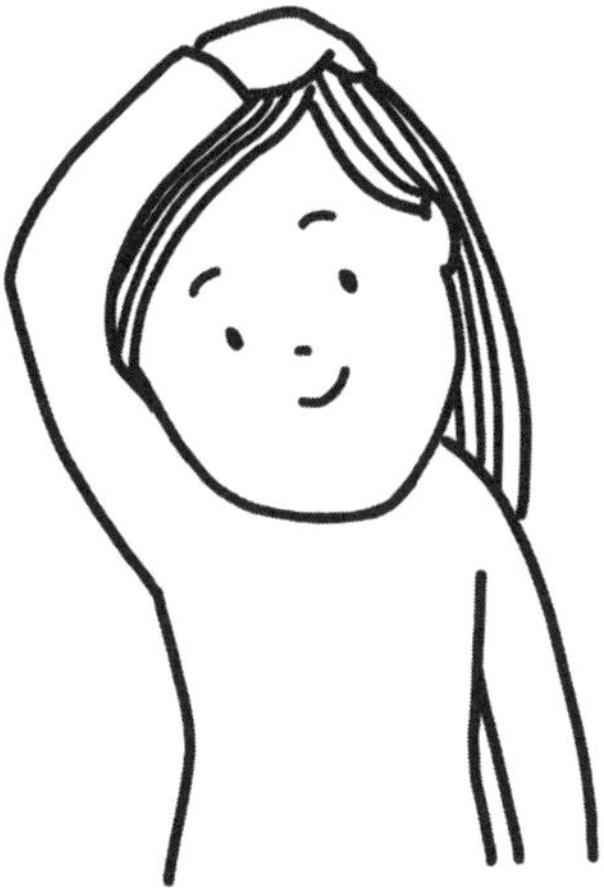

首の横の部分のストレッチ。右腕を左耳のあたりにもってきて右に倒します。10秒キープ。3回繰り返したら、反対側も3回行います。
顔が正面を向くように、鏡の前で行うのがいいでしょう。鼻筋がまっすぐ鏡に向いているのを確認してください。

ひじ

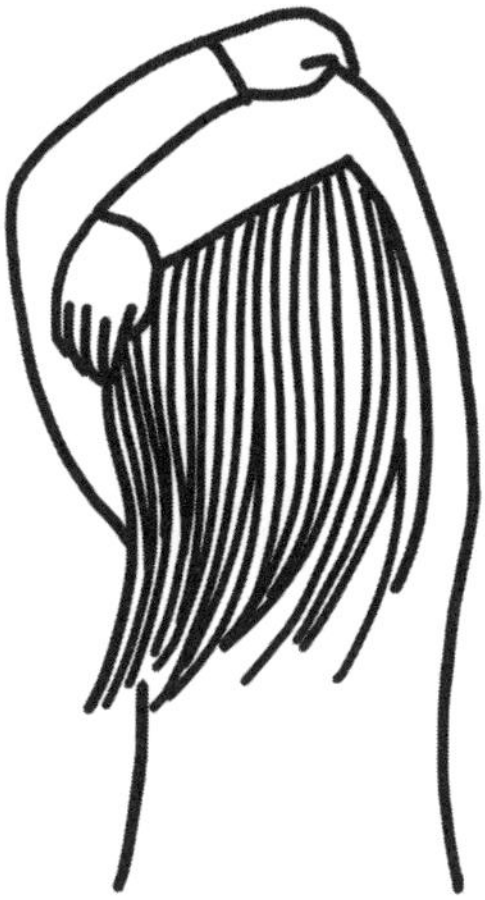

左手で右のひじをつかむ。腰を曲げないように右ひじを左に倒す。10秒キープ。3回繰り返したら、反対側も3回行ってください。

腰・下半身

肩のこりや痛みが肩の筋肉だけの症状とは限りません。腰のこり、痛みが原因のことも。逆に肩が原因で腰が痛むこともあります。ある場所の痛みやこりには他の場所の痛みやこりが隠れています。

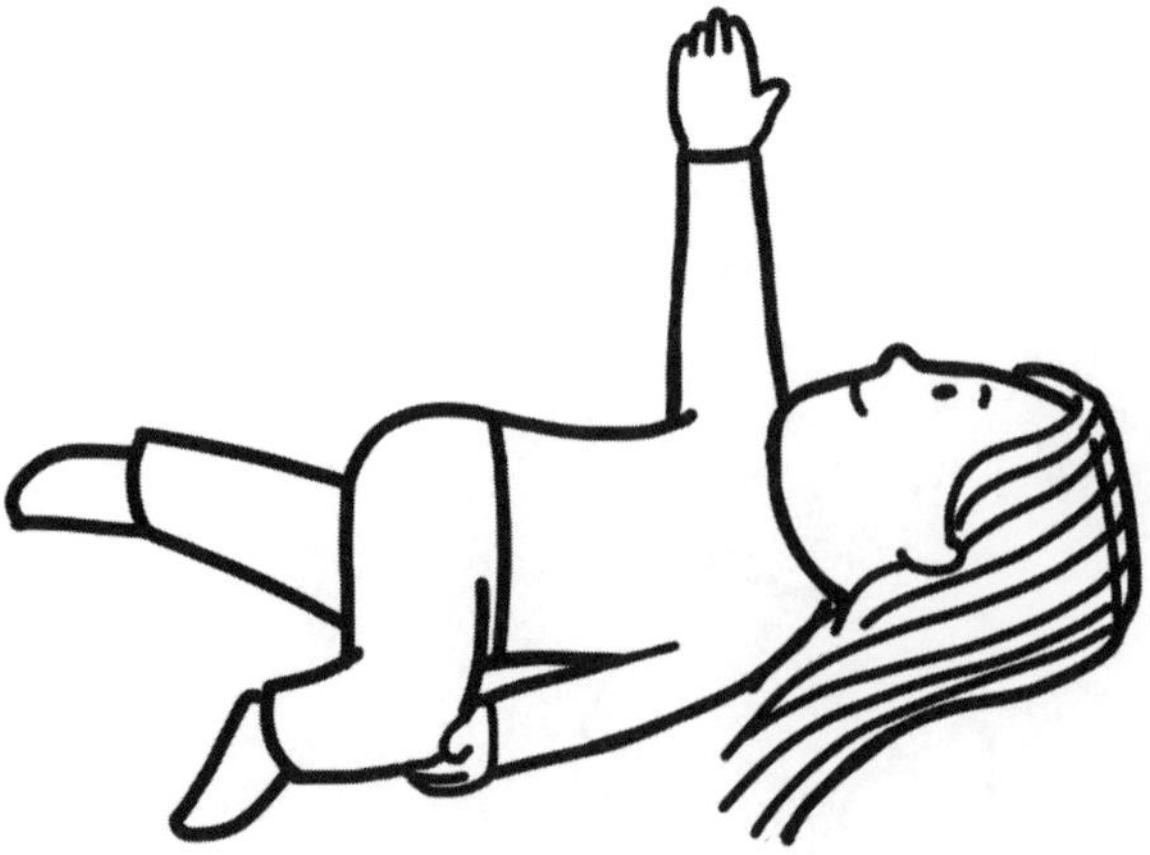

下半身のストレッチ。身体の左側を下にして右ひざを曲げ、右手を後ろに倒し10秒キープ。3回繰り返したら、反対側も3回。

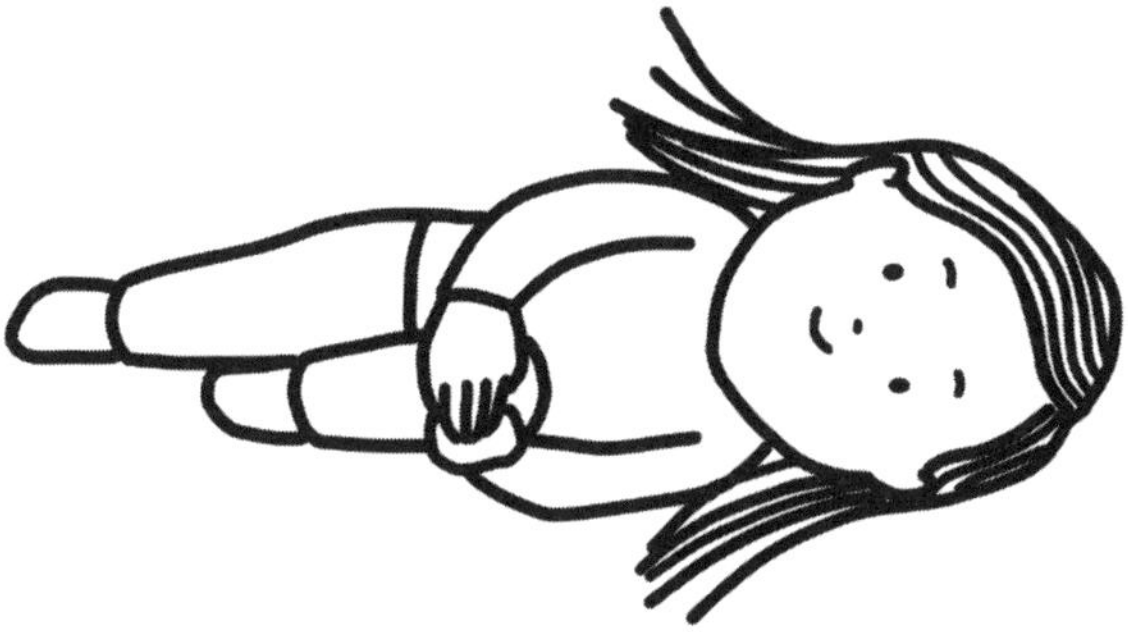

腰から太ももにかけてのストレッチです。仰向けになって左ひざを抱え込んで10秒キープ。3回繰り返したら、反対側も3回です。

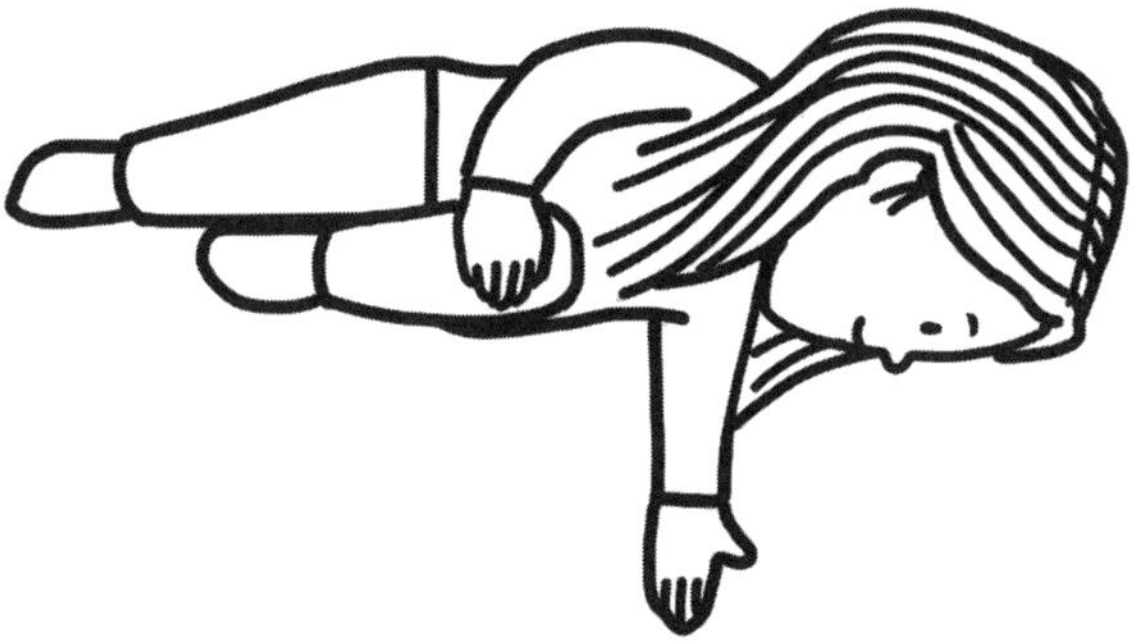

次は左腕を伸ばし、右手で左ひざを引き寄せます。10秒キープ。3回繰り返したら、反対側も3回行いましょう。

あとがき　本当に痛みを治したいなら

なぜ、腰痛の多くがじつは腰痛ではないのか？
なぜ、慢性痛はこじれて治りにくいのか？
なぜ、日本の痛み医療は遅れているのか？

などの点から痛みについて、ぜひ知っておいていただきたいことを書いてきました。

実際に私が診てきた患者さんの例をお読みになって、痛みの原因と発生する過程の複雑さ、そしてこじれやすさと治りにくさなど、初めてお知りになることも少なくなかったかと思います。

お読みいただいたあなたが今、痛みを抱えていらっしゃるなら、それはあなただけの背景から生じているものです。

ご自身の生活習慣やストレスなどもお考えになりながら、痛みについて考えてみてください。

そのお考えを話すことのできる医療関係者を見つけることも大事です。

今は痛みを感じていないかたも、ご自分が痛みに苦しむ前に痛みの可能性についてお考えになられてはいかがでしょう?

今夏の猛暑の疲れが痛みとなって現れないことを願いながら。

二〇一九年秋　横浜にて　　　北原雅樹

北原雅樹 きたはら・まさき

1960年生まれ。横浜市立大学附属市民総合医療センター 麻酔科 ペインクリニック診療教授。87年、東京大学医学部卒業。医学博士。専門は難治性慢性疼痛。帝京大学医学部附属市原病院、同溝口病院に勤務後、米ワシントン州立ワシントン大学集学的痛みセンターに留学。帰国後、東京慈恵会医科大学ペインクリニック診療部長などを経て現職。

著書に『肩・腰・ひざ…どうやっても治らなかった痛みが消える!』『慢性痛は治ります! 頭痛・肩こり・腰痛・ひざ痛が消える』など。TBS系「健康カプセル!ゲンキの時間」、NHK「ごごナマ 助けて!きわめびと」などテレビ出演も多い。

横浜市立大学附属市民総合医療センター 麻酔科 ペインクリニックは新患の受付を停止中です。また以下の点にご注意ください。

1. 患者個人からの受け付けはしていません。必ず医師からの紹介状が必要になります。
2. 患者個人からの電話相談は受けていません。
3. 申し訳ありませんが、多くの場合、2～3カ月お待ちいただくことになります。
4. 医師の指名はできません。
5. 一回の診療で治ることはまずありません。遠方のかたは最低半年ほど通うことができるかをしっかりと考えてください。

ご相談は「認定NPO法人 いたみ医学研究情報センター」
電話0561-57-3000 にお願いします。
http://www.pain-medres.info/

日本《にっぽん》の腰痛《ようつう》　誤診確率《ごしんかくりつ》80%

2018年11月21日　第1刷発行

著　者　北原雅樹《きたはらまさき》
発行者　手島裕明
発行所　株式会社 集英社インターナショナル
〒101-0064　東京都千代田区神田猿楽町1-5-18
電話 03-5211-2632
発売所　株式会社 集英社
〒101-8050　東京都千代田区一ツ橋2-5-10
電話　読者係 03-3230-6080
販売部 03-3230-6393（書店専用）

印刷所　凸版印刷株式会社
製本所　加藤製本株式会社

Printed in Japan ISBN978-4-7976-7364-7 C2047

集英社インターナショナルの本

奇跡のきくち体操
指の魔法
菊池和子・著

痩せられないのは「指」のせいだった!? 「指」から全身を甦らせ、生き生きした美しい体を手に入れる、奇跡のきくち体操。

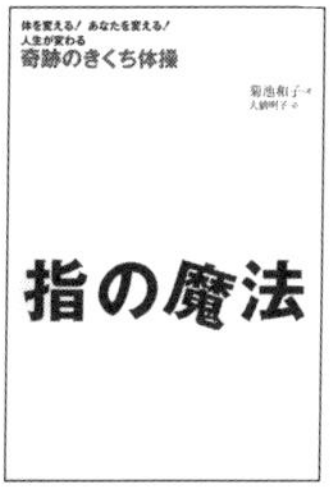

Ａ５判
本体１、３００円
ISBN978-4-7976-7178-0

集英社インターナショナルの本

キレイはむしろ増えていく。

大人の女よ！　もっと攻めなさい

齋藤　薫・著

歳を重ねて老け込む人、変わらずずっとキレイな人。この差はどこからくるのか。
美容ジャーナリスト齋藤薫さんが解き明かす〝大人美〟の秘密とは。

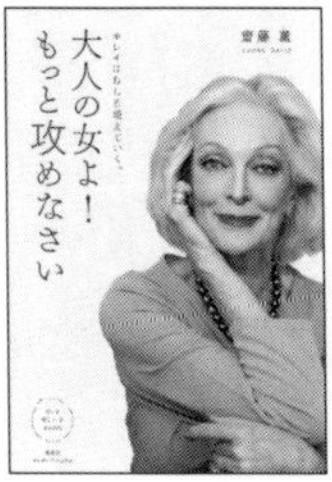

A5判ソフト
本体1、500円
ISBN978-4-7976-7359-3